伝説の療術師からセラピストたちへ

根拠(エビデンス)あるTherapyを提供しようではないか!

【療術師】
立花和宏

アールズ出版

はじめに

　人類はこれまで、様々な病を治すべく努力してきた。その最も古い治療技術として手技療法があり、現在に於いても様々な伝統療法が混在する。

　日出国(ひいづるくに)、日本。世界の国々の中で、最も古い国である。
　古代から一度も名前が変わらず、滅びたことのない国は、日本だけである。
　日本神話・「因幡の白兎」の中に、癒しの神である「大国主神(おおくにぬしのかみ)」が、傷ついた白いウサギを治療したという記述がある。これが日本最古の治療の記述だと言われている。そして、この「大国主神」がこの日本国を作ったとされ、脈々と受け継がれてきた伝統が数多く残されている。
　フランスの文化人類学者クロード・レヴィ＝ストロースは、日本をこのように表現している。

　「ここでは神話が生きている」

　そう遠くない昔、日本は大東亜戦争（第2次世界大戦）という、有史以来、かつてない敗北を経験した。アメリカによる日本の占領政策は8年あまり続き、それは日本人の精神構造にまで及ぶ徹底的な占領であった。
　その後、日本は主権を回復し、経済的な一面に加え、これまでの思想や文化を急激に西洋化させ、様々な「伝統」が失われていくことを知りながら経済発展による物質的繁栄を続けていく。しかし、バブル崩壊とともに欧米主導の経済的神話は崩れ、日本特有の文化や精神面などを見直そうと考える若者たちが増えた。日本古来のものと向き合う「機運」が芽生え始めたのだ。
　「食文化」をはじめ、手技療法による「癒し」、東洋医学、SAMURAI-ARTや伝統芸能といった芸術に及ぶまでその動向は高まりつつある。

このような国、「日本」には比類なき「療術」という優れた手技療法が存在する。療術とは、中枢を対象とした自律神経調整療法として、脊椎骨調整療法、脊椎反射療法、神経点療法の3つを挙げている手技である。この「療術」の実力を知る者は少ない。

　日本の医療に従事している医療系国家資格者（医師、歯科医師、薬剤師、保健師、助産師、看護師、准看護師、理学療法士、作業療法士、視能訓練士、言語聴覚士、義肢装具士、歯科衛生士、歯科技工士、診療放射線技士、臨床検査技師、按摩マッサージ指圧師、鍼師、灸師、柔道整復師）の人口は541万6019人（厚生労働省医政局調べ　H21.12.31現在）であるのに比べ、医業類似行為として「民間療法」に従事しているセラピスト（アーユルヴェーダ・ヨガ、整体、カイロプラクティック、リンパドレナージュ、タイ古式マッサージ、アロマテラピー、エステ、ウォーキング、リフレクソロジー、気功、レイキ、スピリチュアル、ヒーリング、サプリメント、心理療法、磁気療法、温熱療法、健康器具販売などに携わる人々）の人口は想像できない数だ。そして、民間療法を行う施術行為は厚生労働省の「療術業」に規定されている。
　ここで注意したいことは、総務省の職業分類として、生活関連サービス業、娯楽業として手技を使うエステティック、リラクゼーション業があるが、これは単なる統計上の分類である。厚生労働省の管轄である「療術業」は、生業としての業、つまり生計を立てている職業を言い、経済産業省（ヘルスケア産業課）が管轄する「リラクゼーションセラピスト、エステティシャン等」が行うサービス業は、単なる職業分類の一つに過ぎないということである。分類と生業では意味が異なるので、セラピストの皆さまは、「療術業」であるという認識をきちんと持っていただきたいと思う。
　少なからず、身体に何らかの影響を与える可能性がある施術行為は、すなわち「療術（厚生労働省管轄）」であり、サービス業というものとは異なると考える。
　このように伝統療法がサービス業として扱われていることは、甚だ残念である。しかし、民間療法の持つ実力は、想像をはるかに越えるものだということを

私は伝えたい。

　西洋医学は150年程前から科学的根拠に基づいた療法を行うことによって、医療の暗黒時代から抜け出し、現在にいたるまで、その進歩は途切れることなく続いているのに対し、2000年以上の歴史を持つ伝統療法（代替医療）のエビデンス（科学的根拠）は、現在に至っても、一向に認められていない。現在、治療の根拠を何も示せずに行われている療法は、衰退の一途をたどっている。

Science may set limits to knowledge, but should not set limits to imagination.
　　　　　　　　　　　　　　　　　　　　　　　　　(Bertrand Russell)
科学は知識に限界を設けるかもしれないが、発想に限界を設けてはいけない。
　　　　　（1872年5月18日〜1970年2月2日　バートランド・ラッセル）

　この本は、名もなき整体師が、たった一人で、東京で最も経営の難しいと言われる超高級住宅が立ち並ぶ田園調布という街で、15年に及ぶ経験を積みながら、上海市静安区中心病院鍼灸科の郭先生と交わした約束を果たすために、夕方には施術院を閉め、夜学で鍼灸柔整専門学校に通いながら、前例なき臨床研究を行い、その結果「SEITAI＝整体、RYOJUTSU＝療術」という言葉を記載した論文が、国際的医学論文として認められ、これまで不可能とされていた代替医療のエビデンス（科学的根拠）を客観的数値と有意差をもって世界に示した経緯を書き綴っている。
　なぜ、実験をしたのかとよく聞かれるが、自分の治療に対する追究心から、そうせざるを得なかったとしか言いようがない。治療効果も分からずに、日々の仕事を行うことなどできないと私は感じていたからだ。そして、どの療法がどのような効果を発現するのか、エビデンスなき代替医療に一石を投じたかった。

　㈳日本鍼灸療術医学会を発足した理由の一つに、エビデンスある治療を代替医療でも行うべきだという思いがある。そして代替医療の世界にも一つ一つ、エビ

デンスを示すための実験等を行う窓口になっている。

　私が行った実験は、「整体」「鍼」「マッサージ」すべてにおいての効果を数値で示している。このことは、すべての「療術」には、身体に何らかの効果を与える力があるということを証明したことになる。

　だから、他の療法を否定するのではなく、自分たちの療法の優位性を示し、謙虚に精進することで、各々の存在意義を示せばよいのだ。

　この医学会の存在意義は、有資格者、民間資格者を問わず、その真価を見極め、共に切磋琢磨し、共存するための一つの指標を示すことだと自負している。
　そのためにも、全国統一「基礎医学検定」は、時代のニーズとなっており、当医学会も公益法人化が決定したことをここに加筆する。

「医学を学ばずして、人の身体に触れるべからず」
「整体をわきまえずして、医師と名乗るなかれ」

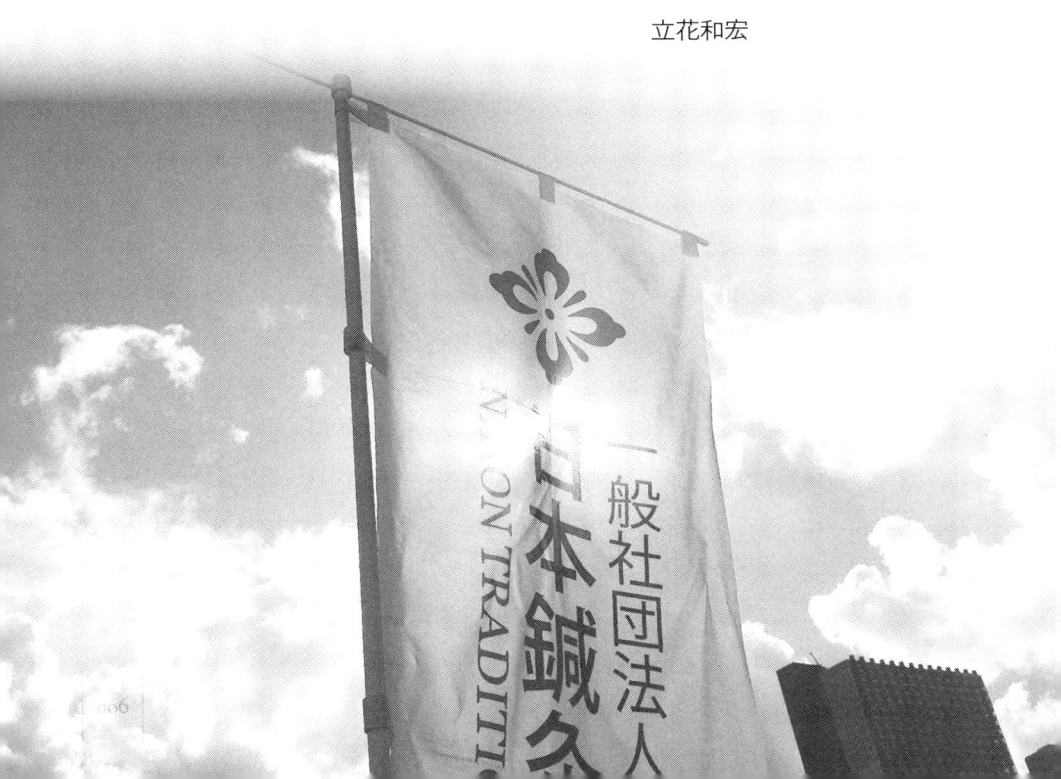

　　　　　　　　　　　　　　　　　　　　　立花和宏

はじめに

第1章
SEITAI＝整体、RYOJUTSU＝療術
が世界に認められた日

ハーバード大学からのメッセージ…………016
　☆術式の評価を数値で表すことの意義
　☆療術(手技療法)とは
　☆整体＝SEITAI、療術＝RYOJUTSUが初めて国際医学論文に
　☆日本鍼灸療術医学会、社団法人に

臨床研究を行うにあたって…………022
　☆代替医療は、プラセボ効果の域を超えられない？
　☆なぜ、代替医療は批判されるのか

鰓弓…………025
　☆脳神経は、3つの群に分けられる
　☆鰓が進化の過程で首や顔の一部になった？
　☆整体とマッサージの違い
　☆僧帽筋に着目
　☆肩こりのメカニズム

資料収集からのスタート…………033
　☆「肩こり」に関する論文を調べ上げた結果…
　☆自身の施術のエビデンスを研究してみたい人へ
　☆鍼治療群、マッサージ治療群、整体群の3群に分け、効果を比較

☆肩に触れずに肩こりが消える?
☆日本の代替医療の未来に光を射すものとなれば…

中国での約束…………039
☆日本伝統療術の基礎・推拿(すいな)
☆中国で最も古い歴史を持つ国際大学、上海中医薬大学に留学
☆本場の東洋医学を体感しよう
☆施術家は、人体に対する畏敬の念を持つべき

鍼VSマッサージVS整体…………046
☆治療の常識が覆る瞬間

臨床研究を終えて…………057
☆筋硬度計も扱えない人間が、ヒトの身体を治療することができるか
☆論文をまとめ上げ、E-CAMへ投稿
☆仮採用から1年かけ、本採用へ

第2章
日本の伝統医療とは
What is RYOJUTSU ?

療術とは…………064
☆手技療法について書かれた最も古い医学書「医門秘旨」
☆学院型手技療法
☆自律神経調整療法とは
☆近代療術の歴史

代替医療と民間療法……………071
　☆代替医療と民間療法の違い
　☆危険なエステ、まつげエクステ
　☆業界の思惑に流されないために

100年抗争……………075
　☆無資格者と、有資格者の業権争いの歴史
　☆接骨院の不正請求問題

第3章
立花療術
「TACHIBANA-STYILE-METHOD」

立花療術の歩み……………080
　☆「五輪書」をヒントに術式を編み出す

生体マトリックス……………082
　☆整体の基本観念
　☆健康状態は、内臓と循環器が奏でるハーモニーで把握できる

TACHIBANA STYLE METHOD……………085
「斬」「捌」「矯」「和」
　ざん　ばつ　きょう　わ
　☆4つの術式と3つの経路

立花療術の作用……………087
　☆筋に触れずに筋硬度、VASともに低下

循環器への影響について………089
　☆内科的な症状にも作用

立花療術の発動経路—Braingate system—………091
　☆第1の経路
　☆第2の経路
　☆第3の経路

第4章
現代医療とその問題点

歯科的問題………098
　☆歯科界の三種の神器
　☆一歯科医院には、何の経済効果ももたらさない現状維持
　☆国民皆保険の限界
　☆苦しい立場に追いやられる歯科技工士
　☆歯科治療の現状にハマらない方法
　☆代替医療の世界も、どんどんエビデンスを出すべき

現代医療の問題………108
　☆未だ解明されていない病症の発現要因
　☆自然界との調和を無視して発展してしまった現代医療
　☆毒をデトックスするキレーション

代替医療的問題………113
　☆医師の行う代替医療は正しい？

☆代替医療の臨床研究が進まない理由

第5章
次世代医療の実現に向けて
～民間療法の発展なくして医療の発展なし～

暗黒の西洋医学の実態とその歴史…………118
　☆アメリカの初代大統領、ジョージ・ワシントンも瀉血の犠牲者
　☆世界で初めて行われた対象比較試験

治療の神髄…………122
　☆必要なのは、体の「声」を感じ取るスキル
　☆検査データに現れない微細な異常を見つけられるのが療術師

総合治療院構想―「総合医療」と「統合医療」―…………126
　☆現在の医療の中に代替医療を組み込む
　☆「食」を根本から考える

代替医療の実力…………131
　☆病症は背中の形にも表出する
　☆歯科との連携も必須

日本鍼灸療術医学会について…………135

第6章
美しき療術師(セラピスト)たちへ

「無資格者」と言われ続けて…………138
　☆酸いも甘いも教えてくれた街、「田園調布」
　☆某有名ミュージシャンも、施術を受け見事に復帰
　☆立花療術を受けた方の証言
　☆受け取り方一つで、マイナスをプラスに変えることができる

全国統一「基礎医学検定」の必要性…………146
　☆あなたは、自身の術式を理論を持って説明できますか?
　☆ヒト実験を永遠に行い続けてはいけない
　☆伝統療法の価値を高めることが、民間療法業界に不可欠

第7章
日本鍼灸療術医学会の可能性
―NIHON TRADITIONAL MEDICAL SOCIETY―
〜代替医療としての地位を確立せよ〜

会員の声…………155
全国統一基礎医学検定のお知らせ…………173
NIHON TRADITIONAL MEDICAL ACADEMYで学ぼう!…………177
　　　　（日本鍼灸療術医学院）

あとがき

第1章

SEITAI＝整体、RYOJUTSU＝療術
が世界に認められた日

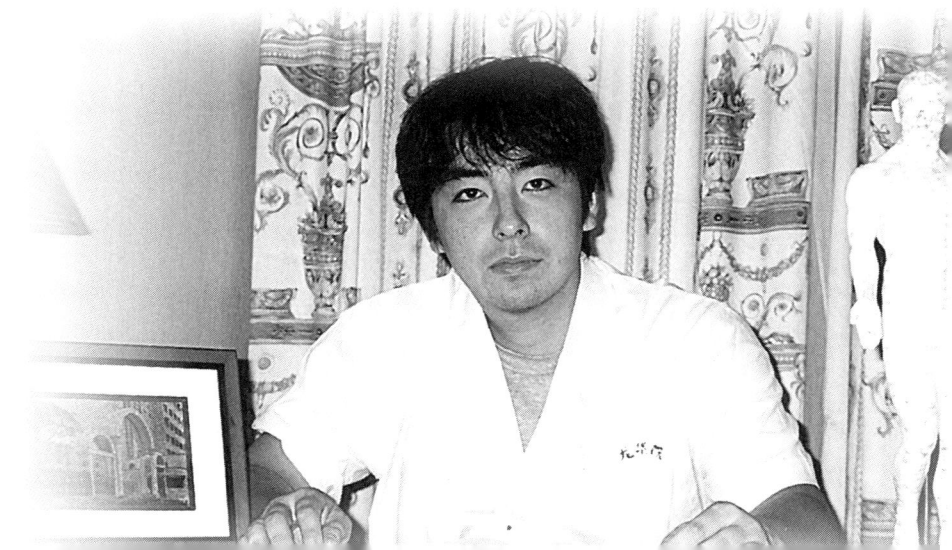

ハーバード大学からのメッセージ

　小さな駅舎が朝靄に包まれ、まるで避暑地のような、都内とは思えない風情の街、田園調布。駅を出ると、バラに囲まれた噴水が優雅に水を湛え、坂道が放射状に広がり、木々の緑がさわやかに揺れている。この高級住宅に囲まれたなだらかな坂道を私は降り行く。

　「ご覧なさい、あれが無資格の整体師よ！」という声がどこからともなく聞こえてくる。

　治療に掛けた熱い情熱と、深い苦悩が滲んだ擦り切れた手を、私はぐっと握りしめ、街のメインストリートの坂の途中にある施術院に向かう。その施術院の名を「立花療術」という。

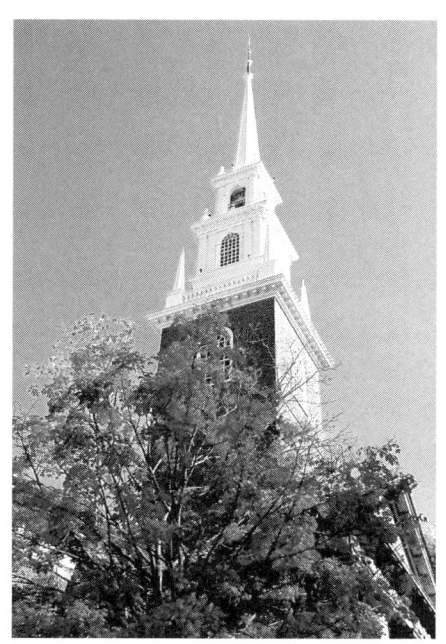

ハーバード大学

　秋風を感じさせる2011年10月、ボストン近郊にあるハーバード大学のVitaly Napadow医師から自宅のパソコンに一通のmailが届いた。そのmailにはこのように書かれていた。

　「医療として行なわれている鍼やマッサージよりも、整体と呼ばれる施術に効果の有効性が認められたという、興味深い内容です」

　私は、このメールを受け取った瞬間、ある予感が現実になるかもしれないと、胸がざわめくのを覚えた。

☆術式の評価を数値で表すことの意義

　多くの代替医療の研究は、患者の評価（主観）を基にした統計を「治療効果の根拠」として論じている。治療効果を客観的な数値として表した論文はほとんど皆無だ。

　術式の評価を数値で表すことの意義は、術式を体系付け、誰が行っても同じ結果が得られるものとして確立するためにある。主観的な効果であれば、術者が異なると効果が出なかったり、日によって効果が変化したりと、実に曖昧なものとなってしまう。いつ、誰が、どこで行っても、同じような効果が得られるものが「治療」として効果があると言えるものではないだろうか。

　根拠に基づいた医療を行うために、「ヒト」を対象とした臨床研究が実施される。「ヒト実験」は、倫理審査委員会の承認を経て公的施設にて行わなければならず、必要条件を満たしていない場合実験は成立しない。この他にも様々な問題をクリアして初めて、国際医学論文となる。

　根拠の信頼性を示すエビデンスレベルには1～6までの分類があり、レベル6は教授などの意見等、レベル5は文献研究、症例報告、レベル4は症例研究、レベル3はコホート研究、ケースコントロール研究、レベル2は非無作為型比較試験、レベル1は無作為型比較試験（RCT）の順で高くなり、レベル1は最も信頼性の高い研究となる。

図1-1　エビデンスレベル

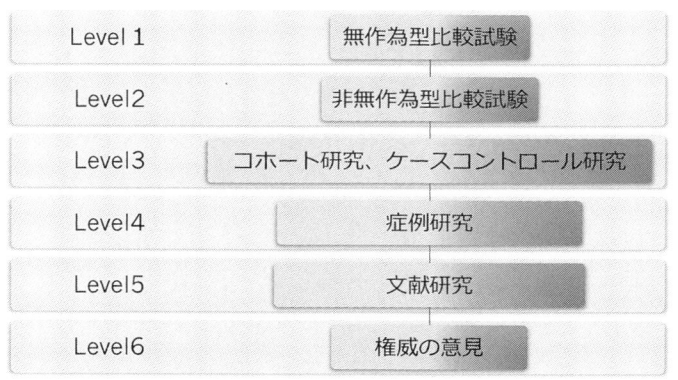

エビデンスを示すということは、プラセボ効果や自然治癒力の影響、術者の個人的な経験や慣習に依存した方法などすべてを除外し、科学的な数値に基づいた療法であるということを意味する。つまり、誰がいつ何処で行ったとしても、常に同じ結果が得られる治療法と言えるのだ。
　しかし、今の世の中、医師の推奨する健康法やある特定の食べ物、サプリメントなどを用いた健康法などは、エビデンスレベル6にも満たない程度のものが大部分を占めており、代替医療や民間療法に至っては、エビデンスの追究をしようともしないものがほとんどである。それを、人々はさも効果があるように錯覚し、踊らされ、高いグッズを購入したり、セミナーやレッスンに大枚を叩いて通ったりしているのだ。

☆療術（手技療法）とは

　日本では代替医療の名の下に、国家資格者が行う鍼灸、按摩マッサージ指圧、柔道整復と、国家資格ではない民間療法として、整体、カイロプラクティック、アロマ、アーユルヴェーダ、ヨガ、リンパマッサージ、タイ古式マッサージ、リフレクソロジー、ヒーリング、スピリチュアル、心理療法、気功、エステ、ウォーキング等がある（身体を触らなくてもヨガ、ウォーキング、〇〇式体操法等は、少なからず身体に影響を与えるものであるので、これに入る）が、民間療法は共通して、心身のバランスを整える療法であり、法律では、ヒトの心身に何らかの影響を与える代替医療や、民間療法に携わる人々はすべて、療術業という職種に規定されている。この中でも、整体という療法のルーツは、古から伝承された日本の「療術（手技療法）」である。
　「療術（手技療法）」とは、中枢を対象とした自律神経調整療法として、脊椎骨調整療法、脊椎反射療法、神経点療法の3つを挙げている手技である。この「療術」の実力を知る者は少ない。

　70年前、日本はアメリカの占領政策によって、東洋医学や民間療法のすべて

が科学的根拠のない療法として禁止されたが、昭和39年、鍼灸、按摩マッサージ指圧、柔道整復が国家資格療法となり、それ以外は「療術」と総称された。

そのため療術師は按摩マッサージ指圧業への転職を強要されるが、『手を用いての療法では、日本按摩とマッサージもありますが、手技療法はこれらのものと原理その他の点で大きく相違します。』(最新療術学原論より抜粋)という理由により、転職を拒んだ。このため、整体療術師は生き残りをかけて、それぞれの生き方を歩んで行くが、その科学的根拠を示せずにいた。

☆整体＝SEITAI、療術＝RYOJUTSUが初めて国際医学論文に

2010年6月、ある臨床研究が都内鍼灸柔整専門学校の倫理審査委員の承認を経て行われた。その臨床研究の内容はこれまでの代替医療の常識を覆し、一つの科学的根拠（エビデンス）を示唆するものだった。この結果を踏まえ、臨床研究論文として2011年8月、国際的な医学ジャーナルに投稿された。

2011年12月、ハーバード大学医学部のVitaly Napadow医師を含めた3人がこの論文を査読し、その結果がMailにより通達された。その内容は、この臨床研究論文を国際医学論文として採用するというものだった。

予感は的中した。

2012年2月27日、東京、冬の寒い夜。自宅の一室でかじかんだ手を一杯のコーヒーで温めながら、パソコンを覗き込んだ。

そこには、いくつかの苦難と、様々な困難を乗り越え、ようやく書き上げた臨床研究論文が、遂に代替医療の権威である医学ジャーナル誌、E-CAM (Evidence-Based Complementary and Alternative Medicine) に、「Randomized Comparison of the Therapeutic Effect of Acupuncture, Massage, and Tachibana-Style-Method on Stiff Shoulders by Measuring Muscle Firmness, VAS, Pulse, and Blood Pressure」というタイトルで掲載されていた。

この臨床研究論文は、整体＝SEITAI、療術＝RYOJUTSUという言葉が国際

論文として記載された最初の医学論文であり、代替医療を代表する「鍼、マッサージ、整体」という3群の効果を比較したレベル1の最も信頼できるRCT（無作為比較試験）による、世界初の臨床研究であった。

さらに、代替医療のRCT（無作為比較試験）による研究は、これまで決定的な有意差（効果の有効性）を出せていないにことに対し、この「鍼、マッサージ、整体」による3群のRCTは、客観的数値による最も厳格な検定（Scheffe's test）に於いて有意差、つまり科学的根拠を示している。

長きに渡って示すことのできなかった鍼、マッサージ、整体という代替医療を代表する比較効果の一端が明らかになったのだ。

この医学論文はアメリカ合衆国国立医学図書館に保管され、インターネット上で誰もが閲覧、及びダウンロードすることができる。PubMedという医学論文を検索するページを開いて、SEITAI、もしくはRYOJUTSUとキーボードを打ち込むと、出てくるはずだ。㈳日本鍼灸療術医学会のホームページにもリンクが貼ってあるので、ぜひ一読していただきたい。

E-CAM

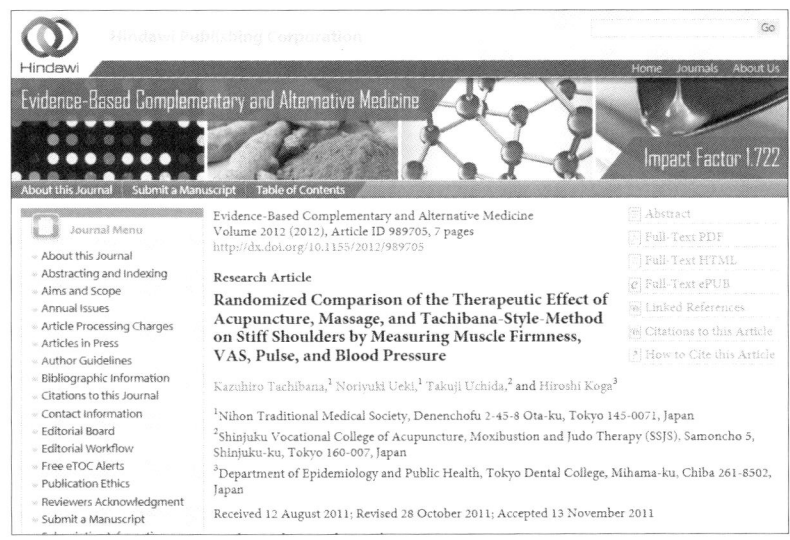

☆日本鍼灸療術医学会、社団法人に

　このドラマチックな研究結果が記載されている医学論文が、代替医療の権威であるE-CAMに掲載され、PubMedに登録され、常時インターネットで検索することができるということは、世界の様々な医療関係者がこの医学論文を目にしていることになる。
　しかし、残念ながら日本では医師以外の、治療家と呼ばれる人たちの意識は、まだ研究論文に目を通すといったレベルにまで到達していないのが現状である。

　2012年1月5日、代替医療に関心を寄せるすべての人たちの意識レベルを上げるために、日本鍼灸療術医学会は2012年1月に社団法人となった。
　多くの学会が憶測や推論によって組み立てられてゆく仮説の正当性を主張し、次々に学会と銘打って立ち上げられてゆく中で、世界レベルの根拠を示すことによって発足した日本鍼灸療術医学会（英名NIHON TRADITIONAL MEDICAL SOCIETY）はそのような学会とは性質が異なるということを明記しておく。

臨床研究を行うにあたって

☆代替医療は、プラセボ効果の域を超えられない？

　書店には代替医療を冷静に調査し、独自の意見を書き綴った本がいくつも並んでいる。では、その一つを紹介しよう。

　『科学は代替医療を徹底的に検証することができる。
　伝統的であることは良いことだと考えれば、ひとさじのノスタルジアがプラセボ効果を高めてくれるため、多くの代替医療セラピストにとっては都合がよい。
　そうだからこそ、科学者は代替医療の様々な主張に懐疑的なのだ。』

　『代替医療は鎮痛からガンの治療まで幅はあるものの、いずれも生理学的影響を及ぼすことができると豪語するが、医療科学は様々な治療法が及ぼす影響の測定法を開発してきた。』

　『もしも、代替医療の効き目が科学によって検出できないのなら、それはその治療に効果がないか、治療として考慮に値しないほどのわずかな効果しかないかのどちらかだろう。』（代替医療のトリックより一部抜粋）

といった具合だ。
　エビデンスのない代替医療であっても、せめて肩こりなどの慢性症状に対しては、どの程度の効果があるのかを知りたいものだ。しかし、この疑問に科学的に答えられる治療家はいなかった。
　代替医療の中で、どの療法が肩こりに有効だという根拠を説明することはできるだろうか。科学の目から見れば、代替医療のエビデンスは認められていないこ

とから、その効果は、プラセボ効果の域を超えられないという結論が導き出されている。本当にそうなのだろうか。

なぜ、証明できないのか。これ程までに科学が発展し、医療は途切れることなく進歩しているというのに、「肩こりの治療効果はプラセボを超えられない」と、わずか150年ほどの歳月しかない科学が、2000年以上の歴史を有する伝統医療に、科学的根拠を示せと突きつけているのだ。

あなたが治療行為や、リラクゼーションをヒトに対して行っている場合、その「効果」についての「根拠」や、カラダへの影響について、知りたくないだろうか？

☆なぜ、代替医療は批判されるのか

さて、鍼灸大学や、専門学校の研究者は、何をしているのだろうか。実際に、研究を行っている人たちは、生理学的な効果を確認するための科学的追求を行っている場合が多く、またそういった研究者は治療現場での経験が豊富とも言い切れず、生きている生身のカラダに即した誰もが知りたいと思うような臨床的内容の研究デザインを考えつかない。

その結果、いつまでもエビデンスを出せずにいる代替医療に対して、書店やインターネットでは、代替医療のことをニセ科学や、デタラメ健康科学と呼ぶような本や、代替医療のトリックなど、批判的、懐疑的な本の出版が増えている。当然の成り行きであろう。

さらに、鍼灸学校での教育指導においては、基本である西洋医学を3年間学習し、東洋医学も学ぶ。この東洋医学の教本には統計や哲学思想も記載されており、それを臨床経験の比較的少ない講師がそのまま生徒に教えている。生徒はそれを信じているが、ほとんどの生徒が卒業後、道に迷うことになる。何故なら、臨床は決してその通りにはいかないからである。

経験の多い者はいつもそこにエビデンスがあるのか、何故教本通りにならないのかという、疑問や不安を抱くものだが、教本を何の疑いもなく信奉している人

間とは、まるで言い伝えを鵜呑みにしている、新興宗教の信者と変わらない。

　私は、臨床経験があればある程、自分のしていることの裏付けを求めるものだと思っていたので、この研究の舞台となった鍼灸柔整専門学校の先生方に、この臨床研究で鍼を行う実験者としての参加を一人一人にお願いにあがったが、門前払いを受けた。
　そうか、整体などの民間資格者（無資格者）の実験には手を貸せないということかと思っていたが、被験者にはなって下さる先生もいるので、結局は自分の実技と比較されたくないということなのであろうと、後々理解した。エビデンスのない治療を行う者は、治療効果の追究に対し、常に困惑し、曖昧にするようだ。

　いずれにせよ、この都内の鍼灸柔整専門学校での臨床研究倫理審査委員会で、この研究デザインが承認されたことは、非常に喜ばしい。たとえ無資格である整体療法に良いデータは得られないだろうという推測があったとしても、公平に実験が行えるスタート地点に立てたことは、日本の代替医療に関する臨床研究に一石を投じることになる。尚、この研究を許可し、理解とご協力をいただいた諸先生と生徒の方々に深く感謝の意を表したい。

Life is short, art of medicine is long, the crisis is fleeting, experience is perilous and decision is difficult. (Hippocrates)
人生は短く、術の道は長い。機会は逸し易く、試みは失敗すること多く、判断は難しい。（紀元前460 〜 377年　医学の父　ヒポクラテス）

鰓弓

☆脳神経は、3つの群に分けられる

　この研究を紐解く前に、脳神経について少し解説しよう。
　人間は誰でも母親のお腹の中で、魚からヒトへ進化する道を辿り、生まれてくる。胎生第4週に4対のエラ『鰓弓(さいきゅう)』ができることから、魚からヒトへの膨大な進化の歴史を感じ取ることができる。
　発生学的に考えれば、人間の神経系は八つ目ウナギに表すことができる。第1鰓弓は三叉神経、第2鰓弓は顔面神経、第3鰓弓は舌咽神経、第4鰓弓は迷走神経と副神経であり、サメの胎児に分布している鰓弓の神経は、人間の脳神経に一致する。

　脳神経は発生学的に大きく3つの群に分けることができる。
(1)　頭だけにある感覚器の神経
　　嗅神経、視神経、内耳神経(聴覚と平衡感覚)
(2)　ヒトの初期、つまり胎児の首の横に魚の鰓(エラ)のような名残「鰓弓」があるが、これはヒトが魚から進化したためだと考えられている。この鰓弓にあたる神経
　　三叉神経、顔面神経、舌咽神経、迷走神経、副神経
(3)　目や舌を動かす筋を支配する神経
　　動眼神経、滑車神経、外転神経

　原始的な脊椎動物は骨格と筋肉による体壁と、内臓によって構成されている。体壁には脊柱と、それを動かす筋、神経系を含み、この神経が脊椎神経となり、上記の3つの群に分けられる脳神経へと進化したものと考えられる。

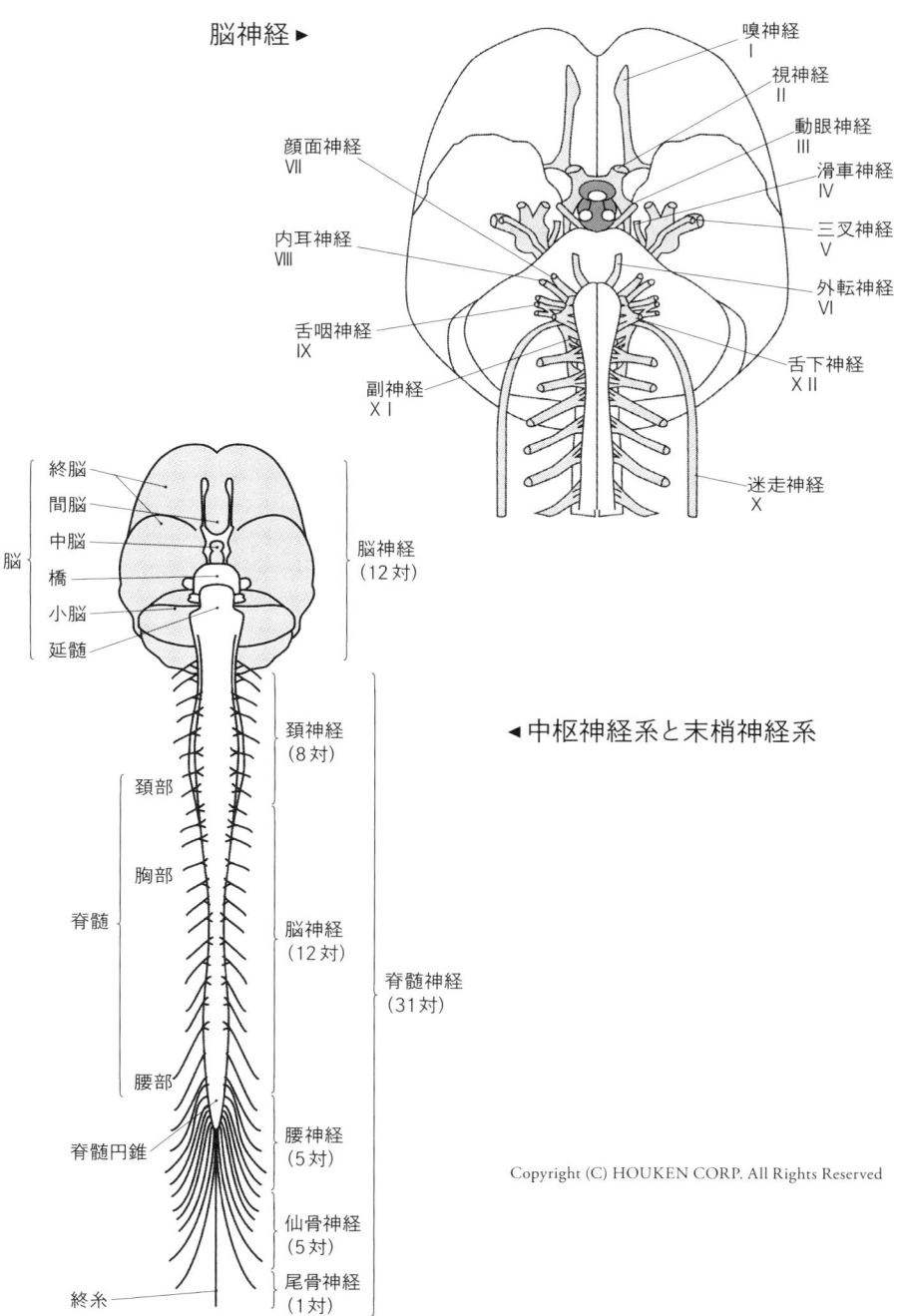

脳神経 ▶

◀ 中枢神経系と末梢神経系

☆鰓が進化の過程で首や顔の一部になった？

　発生学的には「胸鎖乳突筋と僧帽筋」は鰓弓に由来する筋である。この2つの筋は副神経と頚神経叢によってコントロールされている。
　第XI脳神経である副神経は延髄に起始し、「延髄根から伸びる内枝」と、「脊髄根から伸びる外枝」という2つのルートに分かれる。「延髄根から伸びる内枝」は第X脳神経である迷走神経（内臓の運動、知覚、心臓に関与する脳神経）へと合流し、軟口蓋、咽頭、喉頭、食道、横紋筋を支配する。このため、副神経は迷走神経の運動枝と考えられている。
　また、「脊髄根から伸びる外枝」は第3頚神経と第4頚神経（頚神経叢）に交わり、胸鎖乳突筋と僧帽筋を支配する。この2つの筋を支配する「脊髄根から伸びる外枝」は、鰓弓神経であると考えられる。つまり生物が水中から陸に移った際、鰓（エラ）が不要になり、その鰓が我々人類の進化の過程で首や顔の一部になったのだ。

☆整体とマッサージの違い

　ある時、私は、このように考えた。
　「ヒトの胎児期に鰓弓が進化し、その由来である脳神経（副神経）が支配する僧帽筋や胸鎖乳突筋を直接刺激することによって生じる物理的作用と、僧帽筋や胸鎖乳突筋には一切触れず、異なる部位からの間接的なアプローチによって脳中枢を経由し、標的となる僧帽筋や胸鎖乳突筋に影響を及ぼす物理的作用の比較試験を行い、客観的なデータを収集したらどうだろうか。これにより、整体とマッサージの違いを客観的に証明することができる」と。
　何故なら、痛みのある筋肉などに直接触らなくても、何らかの形で脳に働きかけて、その部位や身体全体、または精神状態に変化をもたらす療法は、脳中枢を介した作用機序（感覚刺激→脊髄上行路→脳中枢→脊髄下行路→効果器）であり、整体だけではなく、ボディーワークやヨガ、香りの刺激が脳中枢に影響を与える

アロマ、またメンタルな分野の療法など、すべてはこの作用によって身体に影響を与えているからだ。それに対し、按摩マッサージは直接症状のある皮膚や筋肉そのものにアプローチする方法であり、末梢を対象にした手法である。

　この術式の差異を分からずに施術を行っている者もいるが、整体療術とマッサージは異なった手法である。

　この鰓弓に支配されている2つの筋、つまり僧帽筋と胸鎖乳突筋は、呼吸にも大きく関与していることから、手技によって脳神経（副神経）に何らかの変化が起こるとすれば、この研究は呼吸法等が脳にもたらす影響と、そのメカニズムの解明にもつながり、気功、ヨガ、瞑想、座禅など、呼吸を整えるとされる療法の具体的な効果を明らかにする重要な手がかりになるとも考えられた。

　5月の新緑に包まれた校舎の図書室で、この研究デザインに、一つの希望を託した。閉ざされた日本の療術が70年の眠りから覚めようとしている瞬間が迫っていることを感じながら……。

☆僧帽筋に着目

　田園調布に爽やかな5月の風が吹く。午後3時、仕事を終えて学校へと急いだ。神経系の確認をするためだ。脳神経系は複雑であり、科学では解明されていない部分がほとんどである。研究を行う際、知識は豊富にあった方が良い。

　私は僧帽筋に着目することにした。首の両側にある胸鎖乳突筋は、頭の傾きや顎の位置などによって姿勢が安定せず、物理的作用を測定する際に様々な影響を受ける可能性があった。それに比べ、僧帽筋は後頭部から左右の両肩を覆い、脊椎12番まで広がっているため、うつ伏せであれば姿勢は安定し、測定するには適していると判断した。また、僧帽筋は頚神経叢の支配も受けているため、副神経が損傷しても完全な麻痺にはならない。

　このように学術的なことを書いていると、難しいことを説明しているようだ

が、人体はすべて解剖学的仕組みで成り立っており、人の身体に言及する仕事に就いている人たちは常識として知っておくべきである。ウォーキングや、ヨガなどのインストラクター、アロマテラピーや整体、カイロプラクティックに興味のある方などは、面倒がらずにしっかり確認しながら読み進めていただきたい。

　僧帽筋の名前の由来はカトリックの僧侶が身につける頭巾（フード）の形からである。僧帽筋(cowl muscle)は背中側から見て左右合わせた形がダイヤ型（菱形）をしている筋であり、菱形筋、肩甲挙筋、棘上筋、頭半棘筋、頭板状筋などを広く覆っている。

　このように、僧帽筋の部位によっては、測定値に複雑な影響を与えやすいため、下層に主な筋が存在しないGB-21（WHOで言うところの肩井穴（けんせいけつ））というポイントを選択すれば、筋硬度計が使用できると考えた。さらに、僧帽筋の左右どちらかを治療することにより、治療を行わない側とのバランスの変化が観察できる。

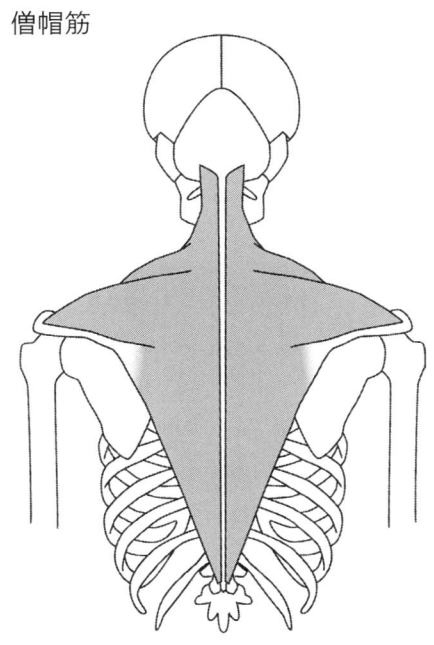

僧帽筋

刺激による脳への介入を筋の物理的作用によって明らかにできる可能性が出てきた。

GB-21は肩こりなどによく使われる「肩井穴(けんせいけつ)」というツボである。

「肩こり」に明確な定義はない。しかし、その原因は基礎疾患のない「原発性の肩こり」と、「症候性の肩こり」に分類できる。

症候性の肩こりは何らかの基礎疾患により引き起こされるため、整形外科、内科、外科、耳鼻科、眼科、歯科、精神科、小児科、の各領域による基礎疾患によって誘発されるが、原因がハッキリしないために、多くの患者は「肩こり」に長期間苦しめられる。

また、どのような治療を受ければ効果的なのかということに、医師も、患者も明確な答えを見いだせないでいる。ストレスや疲労、炎症、血行障害などが原因とも言われる肩こりだが、実際には理学療法と呼ばれる鍼灸、按摩マッサージ指圧、各種手技療法、カッピング療法、温熱療法、電気療法などが行われ、薬物療法として、消炎鎮痛剤や、筋弛緩剤、抗不安剤なども用いられている。

☆肩こりのメカニズム

ここで、さらに詳しく解剖学的知識を確認しよう。
セラピストにはマストな常識だ。

肩こりの問題となる筋肉の一つは僧帽筋であり、前述したように僧帽筋は第Ⅺ脳神経である副神経と頚神経叢が支配する。起始は外後頭隆起、項靭帯、棘突起であり、停止は肩甲棘、肩峰、鎖骨外側で、作用は肩甲骨、鎖骨の挙上、もう一つは上肢の挙上を助ける（少なくとも鍼灸師資格は筋骨格系、神経系、循環器系などをすべて暗記している）。

「頚神経叢」とは、第1頚神経〜第4頚神経から伸び、胸鎖乳突筋後縁の皮下から頭、顔、首、肩へと放射線状に分散している「感覚性繊維（皮枝）」と、副神経の外枝と交わり胸鎖乳突筋と僧帽筋を支配する「運動・感覚性繊維（筋枝）」で、

心膜（心嚢）、横隔膜、胸膜にも枝を巡らせている神経繊維の束である。

このため、頚部後頭神経痛（上頚部外傷、感染、心因性緊張、脊椎症、腫瘍などによる原因）や、横隔膜麻痺（C4より上部の障害、側頚部、胸部縦隔の病変）頚部硬直（頚部の病変、後頭蓋窩腫瘍、髄膜炎）などの臨床報告によって、その影響の範囲を理解することができる。

頚部後頭神経痛は、対人関係、飲酒、徹夜、家庭内のトラブル、低気圧などの影響を受けやすく、後頭部の一部や全域がズキズキ痛い、目の奥が痛い、髪をとかすと痛い、吐き気、不眠など症状は多岐に及ぶ。また、緊張性頭痛や変形した頚椎が神経を圧迫することよって痛む頚椎症など、そのほとんどの症状には、「肩こり」という症状が付随する。

頚神経叢は、第5頚神経～第1胸神経の前枝から構成されている腕神経叢とも相互に連結している。このため、頚腕神経叢とも呼ばれている。

精神的疲労は人間関係の悩み事などのストレスによる「心」の疲れ、神経的疲労はデスクワークなどで視神経や脳の緊張状態によって引き起こされる「頭」の疲れと捉えられる。このような疲れのすべてに、患者の主訴として「肩こり」は表出する。この「肩こり」は平成19年度の日本国厚生労働省による有訴者率の調査において女性の第1位、全体の第2位となっており、非常に一般的な疾患である。

ここに記述したように解剖学的、生理学的な客観的知識を有して施術にあたっているのが国家資格者である。しかし、ヒトの身体については、私自身国家資格を取る前に、整体師として多くの臨床経験を積んでいたが、民間資格者も基礎医学の知識が必要だと思っていた。そして独学ではあったが学んでいた。このことが今、全国統一の基礎医学検定を推し進める元となっている。知識を備えてヒトを触るのと、想像の世界でヒトを触るのとでは、その施術の効果も、自分自身の意識や自信にも影響するものである。また、サプリメントや、健康器具を販売している業者の方にも、ぜひ学んでいただきたいと思う。

身体を知りたい、学びたい読者は、ぜひ、全国統一「基礎医学検定」講習会で

基礎医学を勉強しよう！
　知れば見えてくる景色があることを私はこの講習を通じて伝えたいのだ。

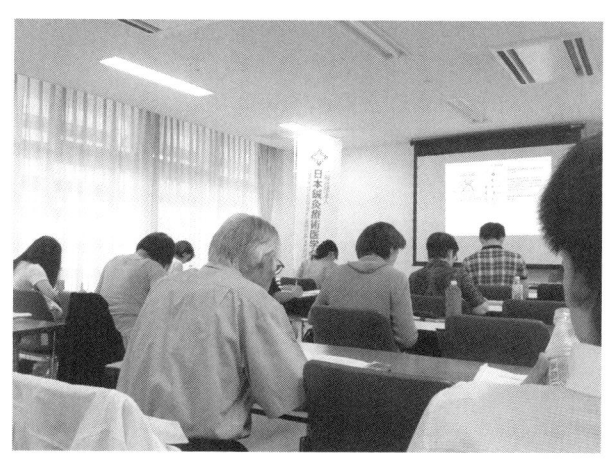

基礎医学を勉強しよう！

資料収集からのスタート

☆「肩こり」に関する論文を調べ上げた結果…

　多くのセラピストが、自分が行っている療法の「術式」のみを習得することを目的にセミナーなどを受講しているが、その施術方法の根拠はどこにあるのか、教わったことはあるだろうか。
　根拠を教わるどころか、疑いもなくそれを信じて人に施術を行っている場合がほとんどであろう。人体の構造や働きを知らずに、それをしっかりと学ばず、ヒトの体に触れていることの怖さも分からないという「無知」さに危険を感じる。

　頭の重さ（約5kg）を頸の筋が支える負担についてだが、5キロのボーリング球が首の上に乗っていることを想像すると、姿勢を維持するためには相当な力とエネルギーが必要である。わずかにでもカラダが傾けば、重力の影響により、通常の何倍もの力で片側の筋が支えることになるのだ。
　ちなみにうつむくだけで3倍程度の負荷がかかる。この状態に精神的、病的なストレスや骨格の歪みが加わると、筋肉はたちまちエネルギー不足の状態となり、本来の力を発揮できない。「病」は、バランスの均衡の隙をついてくる。

　おそらく、人類はこれまでの歴史の中で、「肩こり」に対し、あらゆる手段を講じてきたことであろう。しかし、この肩こりの除去はそう簡単にはいかないようだ。国際論文、国内の論文まで調べあげた結果、効果の傾向があるという研究論文はいくつかあったが、決定的な根拠はどれも不十分だった。
　例えば、筋疲労に対し、鍼とマッサージの比較研究は、VAS測定（主観的な痛みの評価方法）を指標にして行われたが、VAS測定は被験者の主観的な指標であり、客観的な指標ではない。また、圧痛点に対し、偽鍼（シャム針）と本物の鍼

の術後効果を比較する研究においては、偽鍼の在り方や、プラセボ効果を上回る効果が認められない、などの議論もあり、研究においても対象となる筋硬度を測定していないため、鍼の効果を確認するに至らない。そこで筋硬度を測定してみようと考えた。

☆自身の施術のエビデンスを研究してみたい人へ

　医大などの研究機関では厳格な研究のもとに治療法が考えられ、組み立てられていく。また、薬の開発も同様に厳密な研究が行われている。代替医療の研究も行われているが、現在までエビデンスを示せていない。この理由は代替医療に関して、大学レベルの教育機関が鍼灸大学等以外に存在しないことや、セラピスト自身の意識にも問題があることが多い。なぜなら、自身の行っている指導や施術についての根拠の追究心が弱いためでもあるが、それをどのように示せばよいのかさえも、考えつかないのである。

　もし、自分の行っている施術に自信と愛情があるのならば、その根拠を確認するための研究実験を行うべきである。その根拠を示そうという気持ちと勇気があるのであれば、実現可能にできる機関がある。それが厚生労働省にも登録されている「代替医療に関するヒト実験倫理審査委員会（IRB番号12000042）」であり、㈳日本鍼灸療術医学会が組織した代替医療の研究機関である。

　ヒト実験を行う際は、必ず倫理審査委員会での承認が必要となる。自分の施術に関するエビデンスの研究をしてみたい方はぜひ、日本鍼灸療術医学会にお問い合わせ願いたい。

　さて、読者は実験を行った者の緊迫感、とくに代替医療の実験を公式に行うことが、どれほど大変なのかを想像できるであろうか。

　これまで未知の領域とされてきた代替医療や民間療法の実験を「ヒト実験」として成立させ、さらにその効果を数値によって証明するための施術の技術力は相当必要であり、血の滲むような努力と、気の狂うような集中力が必要であったことは言うまでもない。

このことを理解できるセラピストはいったい何人位いるのだろうか。気が遠くなるのでこの先も読み進めてもらいたい。

☆鍼治療群、マッサージ治療群、整体群の３群に分け、効果を比較

今回の研究デザインはRCT（無作為比較試験）である。集まった被験者数をコンピューターによってランダム化し、鍼治療群、マッサージ治療群、整体群の3群に分け、それぞれ90秒による治療を行い、その効果を分析する。

介入時間の設定については、臥位（うつ伏せ）による被験者の生理的、心理的変化を除くため、施術時間を90秒と短くした。

鍼治療に関しては、一般的に複数箇所に鍼を刺し、置鍼を行う場合は5〜20分ほど時間をかけるのが一般的である。しかし、Cecchelliらの研究では頚肩部に対しての鍼治療効果は比較的短時間で発現し、また刺鍼本数と治療効果に相関関係がないと報告されている。これに従い、鍼治療群にも90秒という短い時間を設定した。したがって、この実験では各治療法の施術時間あたりの効果についても評価することができるであろう。

実験方法は以下による方法により、各療法それぞれの施術前後の血圧、脈拍、VAS、筋硬度、体表温度を測定する。

筋硬度を測定するポイントは、GB-21、つまり東洋医学で言う少陽胆系の肩井穴であり、肩こりに非常によく使われるツボである。中医学では小陽胆系は顔面から足へ、「気血」が流れる通り道であり、その流注（走行ルート）から側頭部、目、耳、胸脇部（体幹側面）、下肢外側の知覚、運動障害、及び胆嚢の疾患の治療に用いられている。

胆系

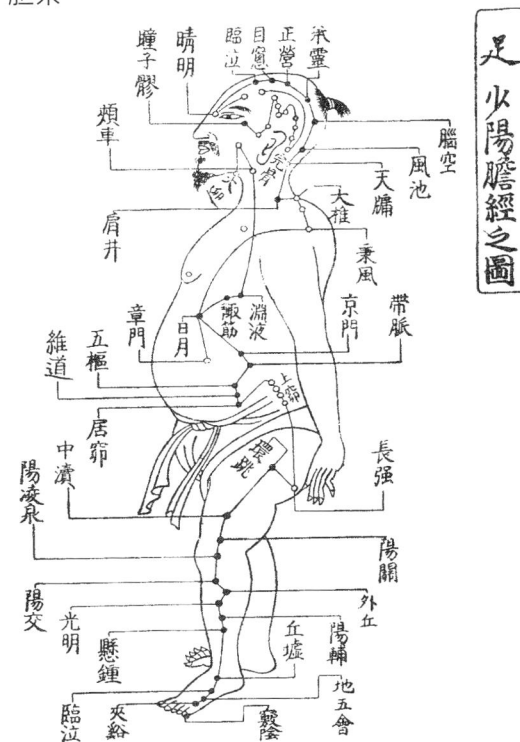

- **鍼療法群**

  肩の肩井穴（GB-21）を通常の治療と同じようにエタノールで消毒し、セイリン社製ディスポーザル鍼（長さ40㍉、直径0.18㍉）を使用し、直刺で1センチ刺入し置鍼を行う。

- **マッサージ療法群**

  肩の肩井穴（GB-21）を中心に、手技によるマッサージ（柔捏法）を行う。

- **整体療法群**

  肩背部には一切触れず、手技のみで下肢から臀部への筋肉及び関節調整を行う。

　整体と言ってもいろいろな流派があり、統一された療法ではないため、「立花療術」で行われている一つの療法（整体）をこの研究では採用した。その療法は「肩の硬結を、下肢の関節操作によって解消する」という臨床結果が報告されているものである。

☆肩に触れずに肩こりが消える？

　この研究をデザインした際、最も問題となるのは被験者に対する安全性であっ

た。そこで、研究の事前審査がこの鍼灸柔整専門学校の施設内で行われ、何人かの被験者と鍼灸科の講師等によって各療法の研究方法についての安全性が検討され、確認された。国家資格の治療法でもない整体療法の研究をするためには、この審査を通過しなければならない。立花療術の一つの手法を検証するために、審査員は施術を見て、体験し、その結果、肩を一度も触らずに肩こりの自覚症状が消える施術に不思議そうな表情を浮かべていたが、その療法が有効であることを認めた。

　後述するが、有資格者と無資格者の間に100年の抗争がある状況の中で、民間資格の療法が、国家資格者育成機関における臨床研究の場に並ぶことはあり得なかった。また、そういうアウェイな現場で行われる臨床実験では、整体療法群に負のバイアスがかかる恐れも考えられたが、私の14年に及ぶ臨床で培った技術の科学的効果と根拠は、この臨床研究によって明らかになる可能性がでてきた。この臨床調査の結果は、鍼灸柔整専門学校で組織されている臨床研究倫理審査委員会に報告され、ようやく承認された。

☆日本の代替医療の未来に光を射すものとなれば…

　木々の緑が校舎の窓に映える初夏。被験者の募集は専門学校の掲示板で行い、研究者自身、直接何人かにこの実験の意義を伝え、被験者を募った。徐々に被験者が集まり出し、3週間程でようやく目標の被験者数に達した。
　参加を希望した被験者には、施術の効果の程を数値で知りたいという気持ちもあったと思われる。そういった意味で、何事もエビデンスを示すことは、重要なことだと感じた。被験者は、肩こりを自覚している鍼灸柔整専門学校の生徒及び講師のボランティアによって構成され、インフォームドコンセントにより同意を得た47人である。

　整体、カイロプラクティックは長年に渡り、無資格者を代表する撲滅運動のタ

ーゲットになってきた。また、国家資格で認められていない療法は、公式な研究を行う場さえ与えられていなかった。しかし、私が行ってきた療術には、確かな手応えがあった。効果がないはずがないことを、私は知っていた。何年もヒトの体を施術し、患者の体が楽になっていくことを、患者と共に認識していたからだ。

　これまで、その効果をはっきり確認してみたいという欲求が私の中にあり続けていた。しかし、鍼灸学校の講師は、無資格者の行う各種療法の施術行為は、違法であり、危険で、犯罪であり、価値がないといったようなことを周りはばからず言い放つ傾向があり、初めてこの世界に入ってきたクラスメイトがそれを真に受けていることに、これが「洗脳」なのだと感じ、危機を覚えた。

　しかし、古式ゆかしく連綿と受け継がれた伝統療法を、このように頭から否定するのではなく、効果の根拠を追求する姿勢こそが大切なのではないか、さらにこれでは、患者が各種療法を選択する権利すら与えられていないではないかと思った。「洗脳」は、学生だけではなく、卒業した後も続き、患者にも広まって行くのだ。

　このような実情から、私の追究心は熱くなっていく。
　私が知りたい鍼の効果も、マッサージの効果も客観的に調べてみたいと思った。この研究に真実を追求する姿勢を貫き通そうと固く決意し、前人未到の「鍼、マッサージ、整体」という3群の比較実験を行うべく、準備を進めていく。読者のあなたも、これら3つの療法の比較効果について、気になる所ではないだろうか。それを知ることが、患者に手技を施す上で、重要なポイントとなるだろうと直感した。この研究は、術者にも、何よりも患者に対して大きなメリットをもたらすものであると同時に、公式な臨床研究において整体療術の効果を示すチャンスでもあった。
　洗脳を取り払い、日本の代替医療の未来に光を射すものとなれば……。そう思う一方で、厚生労働大臣が指定した認定機関で行われる公式な研究を目前に、その責任の重さを背中に感じた7月初旬だった。

中国での約束

☆日本伝統療術の基礎・推拿(すいな)

　2000年9月、上海の街並みは活気に溢れ、子供の頃にテレビで見た高度経済成長期の日本はこんな感じだったのかと、懐かしさを感じた。

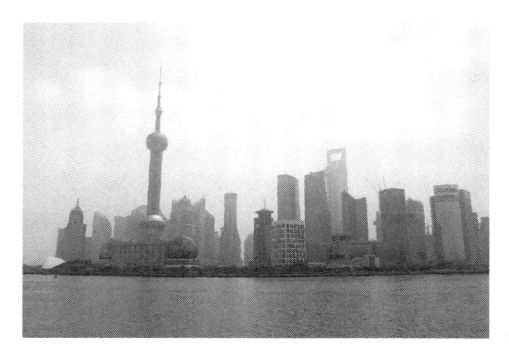

上海

　私の「手技と鍼」に対する追究は、カイロプラクティックの団体が主催していた「解剖と推拿」を学ぶ上海中医薬大学短期留学ツアーに参加したことがきっかけとなっていた。

　日本の療術の基礎となっている推拿(すいな)。私はこの手技を学ぶべく趙毅先生に師事したのだった。
　推拿という多彩な手法の一つに、滾法(こん)という手技がある。伝統を重んじる中医師の世界では珍しく、滾法は1940年という新しい時代に、丁季峰先生によって創始された手技である。現在、丁季峰先生の弟子、趙毅先生によってこの手技は上海中医薬大学から世界中に広がっている。

通常この手技が趙毅先生のお眼鏡に適うには、相当の年数を要するそうだ。上海中医薬大学に留学して2日目であったが、懸命に㨰法の練習をしていた私に、趙毅先生から1枚の写真が手渡された。「この人が丁季峰先生ですよ」と言って、若かりし頃の趙先生とその師匠が写っている貴重な写真を下さったのだ。そして、「あなたは合格！」と言いながら教室を出て行かれた後ろ姿に、胸が熱くなったのを覚えている。努力は報われるのだ。

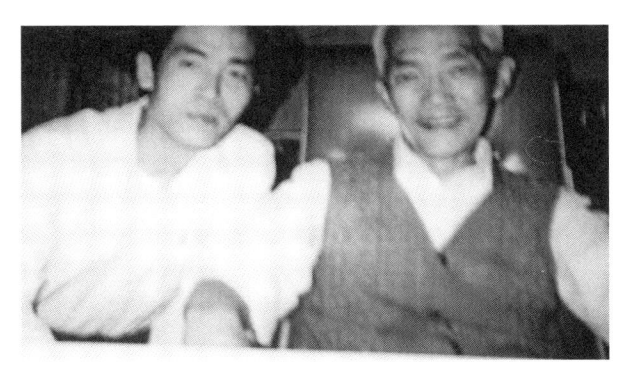

趙毅先生と丁季峰先生

　また、推拿臨床実習の授業中、通訳系の寧先生に中医師の言うことを私のノートにメモしてもらいながら、ひたすら臨床実習をしていた私だが、その時のことを寧先生は、「私に授業のメモを取らせたのは、後にも先にも立花だけ」と留学生に語り、今も伝説になっているらしい（笑）。

☆中国で最も古い歴史を持つ国際大学、上海中医薬大学に留学

　1週間の短期留学だったが、ヒトの解剖実習、手技療法の歴史やその技術の修得、大学病院での臨床実習など、貴重な体験をすることができた。あまりに集中しすぎたのか、帰国後2日目に忘れ物に気がついた。そして翌日、国際電話をかけたところ、ちょうど上海中医薬大学国際教育学院の張碧英先生がお出になられ、

「あぁ、あなたを覚えている」と言われた。チャンスはいろいろなところにあるものだ。

　世界各国から生徒が訪れる上海中医薬大学は、中国でも最も古い歴史を持つ国際大学である。大勢の生徒を受け入れている大学の先生が、そのうちの一人の生徒のことを覚えていることなど滅多にないことなのだが、なんと私を覚えていらしたのだ。張先生も「私が覚えているのは珍しい」と後で語っていた。

　張先生は以前日本に国賓として留学していた経歴があり、医学用語を通訳できる貴重な存在である。その後、何度も上海に通うことになったのだが、その度に張先生には私の手技療術を受けてもらい、いろいろな意見を聞かせていただいた。そして、この時に中医基礎理論も先生じきじきに教えていただいた。

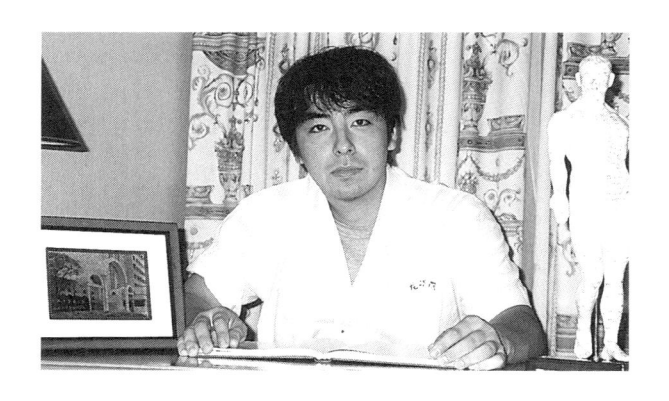

　当時、日本人は指圧を特徴とした手技を、中医師などにアピールしていたが、中国人にとってはそれほど珍しい療法ではなかった。むしろ、日本人は指圧しかできないのかという認識もあった程だ。そのなかで、私が行った手技療術は、中国人の誰もがそれらとは違うと認識したようだった。

　上海での臨床の一コマだが、中国国立静安区中心病院の一室で鍼灸科の郭先生を施術する際、私の手技療術を見ようと、何処からともなく、中医師たちの人だかりができた程だ。このようなことから、2001年の12月25日、上海中医薬大学国際教育学院との学術交流を目的とした契約を締結することになる。これは、日

本の伝統医療との交流が活発となるよう相互に便宜を計るものであった。

　日本より中国で広まった私の噂を聞きつけた日本の治療家には、私の行う療術は受け入れ難いようであった。つまり、私の存在は、日本の治療家にとって、「目の上のたんこぶ」だったのであろう。

☆本場の東洋医学を体感しよう

　この時、少人数ではあるが、私の所に集まってくる生徒を上海中医薬大学に何度も短期留学させている。生徒たちは、本場の解剖実習や推拿の臨床や実技に触れて、大変満足していた。現在でもこの交流は続いており、鍼灸学から薬学、手技療法、気功、解剖実習まで、様々な学習の受講が可能になっているため、この短期留学はお勧めである。このような学術交流を行う私は、その一方で鍼灸術を体得するようになっていた。ひたすら練習する私に「お前ならできる」そんな声をかけて下さった先生もいた。この時は心の底から熱く燃えるものを感じた。

　鍼灸の魅力に惹かれ、上海中医薬大学付属病院、静安区中心医院鍼灸科の郭先生に師事し、何度も日本から鍼灸術を学ぶために留学をくり返した。このような熱意が通じたのか、日中の鍼灸界の架け橋になってもらいたいと、郭先生の紹介によって、上海市鍼灸学会のメンバーに加えさせていただくことになった。私も、科学的根拠を追究する日本鍼灸と伝統を重んじる中国の鍼灸業界のより良い交流ができればと思った。しかし、ただ一つ条件があった。

　それは「日本の鍼灸学校に行き、国家資格を取得すること」だった。鍼灸学校に行くには、当然ながら数百万円のお金が必要である。すぐにという訳にはいかなかったが、必ず鍼灸師資格を取ることを郭先生と約束し、学校へ行こうと心に固く決意した。

　ここで中医師である郭大暢先生について書き加えるが、静安区中心病院鍼灸科のトップに君臨する医師である。中国の広大な国土と人口の多さを考えれば、国

立病院の科のトップになることは、並大抵なことではないのは言うまでもない。その郭先生に私は整体を施し、日本にも何年か留学されていた先生の流暢な日本語で、「この施術は、身体にとって必要なものである」というありがたいお言葉をいただいた。日に百人近い患者に鍼を打っていく郭先生は、一瞬にして数ミリの経穴を確定する凄技の持ち主である。だからこそ、私の施術を深く理解されたのではないだろうか。

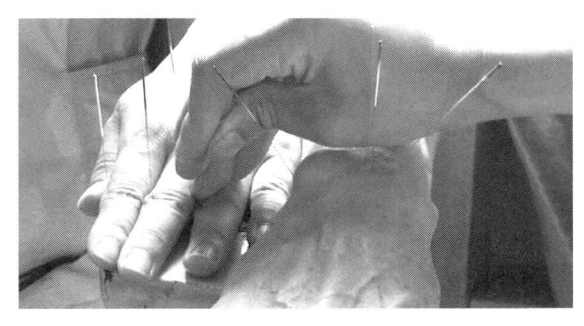

一瞬にして数ミリの経穴を確定する郭先生

　郭先生の素晴らしさは、上海中医薬大学へ短期留学すれば見ることができる。日本鍼灸療術医学会は上海中医薬大学短期留学希望者の窓口にもなっている。本場の東洋医学を体感してみたい方は、ぜひ当医学会までご連絡を。

☆施術家は、人体に対する畏敬の念を持つべき

　さて、話を続けよう。
　桜の花びらが舞う2009年4月、私は都内の鍼灸柔整専門学校の夜学に通い始めた。学業と仕事を両立させながらの生活は厳しく、卒業までの学費、3年分の施術院の家賃と、居住しているマンションの家賃を貯めねばならず、専門学校に通えるようになるまで実に10年の歳月を要した。
　しかし、必死に働いたこの10年間の臨床経験は、何ものにも代え難い、貴重な財産となっている。

今にして思うと、私が臨床実験をしようと考え、エビデンスの追究に目覚めたのも、長年の臨床経験を積みながら、基本的な学問を習うことができる専門学校に入学したからだ。

　生体の反応には神秘的な部分があることを私は経験上知っていたが、解剖学、生理学をしっかり学んだことにより、自分の施術の人体に対する影響を知り、より一層、人体に対する理解の必要性を強く感じ、人体に対する「畏怖の念」を施術家は持つべきであると確信したのだ。

　単に学問的だけに人体を学ぶのも、客観的な学問としての人体を知らずして施術に及ぶのも、どちらも施術家としては、片手落ちだ。今の教育課程において、実習が少なくなっていることは、実に憂慮されることである。プロを育てる専門学校も、簡単に修了書を出すリラクゼーション校も、人体に対しての考え方をもっと「謙虚」に改めるべきであると、このような経験を持っている人間だからこそ敢えて言わせていただこう。

　「謙虚」になれば自ずと基礎医学の必要性が見えてくる。

　それまで一人で開業していた「田園調布の立花療術」を午後4時に飛び出し、急いで学校に向かい、21時15分に学校が終わると、再び田園調布に戻り、午前0時まで施術を行う生活は、なかなかにキツかった。

　通学途中の地下鉄の中で、私がこの業界に入るきっかけとなった出来事をふと思い出した。

　小学3年生の頃、水泳の授業で、プールの飛び込みに失敗して頭を強く程打ち、「むち打ち症」になってしまったのだ。

　私の首の治療を行うために、母は、東京中の様々な治療院を調べ、評判の良いと言われる治療院に、連日のように私を連れて行ってくれた。指圧やカイロプラクティック、整体、鍼灸など、いろいろな施術を受けさせられた記憶がある。1回5千円程度であろう治療費を、母が一生懸命に工面し、連れて行ってくれたことを思うと、有り難さで胸が熱くなる。

その時の特殊な治療法や、治療院にあった体の解剖図や骨格模型などを見て、子供心に、病院ではないこのような治療院もあるのだなと不思議に思った。
　この時から手技療法や鍼にはとても興味を持ったが、まさか自分が鍼灸の学校に通うなどとは思ってもみなかった。

　このように、10年という月日が過ぎても、郭先生との約束を果たすと決めた時の情熱は失われることはなかった。

鍼 VS マッサージ VS 整体

☆治療の常識が覆る瞬間

　9月2日、少し早く目覚めた実験当日の朝。田園調布駅の噴水前から、銀杏並木を多摩川へ向かって歩いた。寝不足気味ではあったが、とにかく散歩をしながら気分を落ち着かせたかった。城南の空気が、これから始まる研究への気負いをほんの少し、和らげてくれた。

　午後3時過ぎ、仕事を早めに終えて、慌てて鍼灸柔整専門学校の実験室に向かう。まだ夏の日差しにTシャツが汗ばむ陽気だった。夕暮れが迫る渋谷のスクランブル交差点でペットボトルの水を飲み干しながら道を急いだ。
　午後4時過ぎ、臨床実験の準備を始めるため、実験室にパソコンやベットを運び込み、計測器をセットした。

　この臨床研究は2010年9月2日から臨床研究最終日の10月28日まで、夕方5時から夜9時までの間、被験者の都合のよい時間帯で、実験室の温度は常に26℃±0.5に保たれ、厳しく管理された中で行われた。
　被験者は、施術を受ける直前まで、鍼、マッサージ、整体のどれを受けるかは知らされず、所定の場所に行った時に初めて知らされた。すべてにバイアスがかからぬよう、実験者も同様に被験者の順番は直前まで知らされなかった。

　夏の終わりを惜しむような蜩の声がこだまする夕暮れの校舎。
　午後5時前、実験室は静寂に包まれていた。
　ここに、すべての民間療法の思いが込められている。
　結果は（図1-2〜1-16 表1-1〜1-3のまとめ）の通りだ。

図1-2 筋硬度

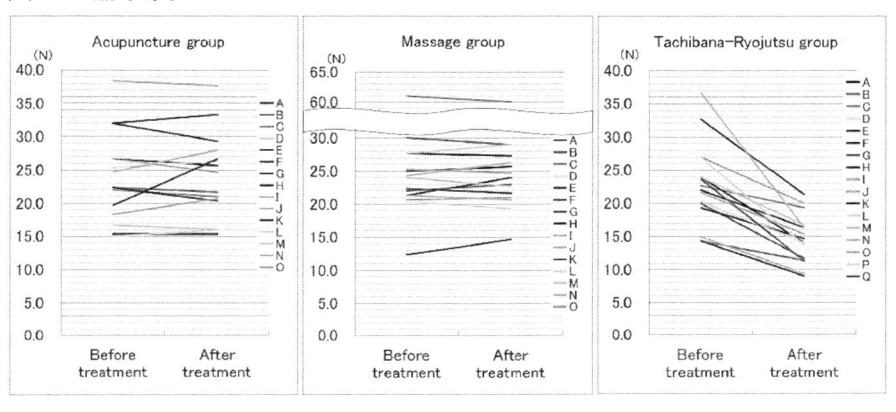

Figure 1. Muscle firmness 90 seconds before and after the treatment on the treated side (left)

図1-3 筋硬度

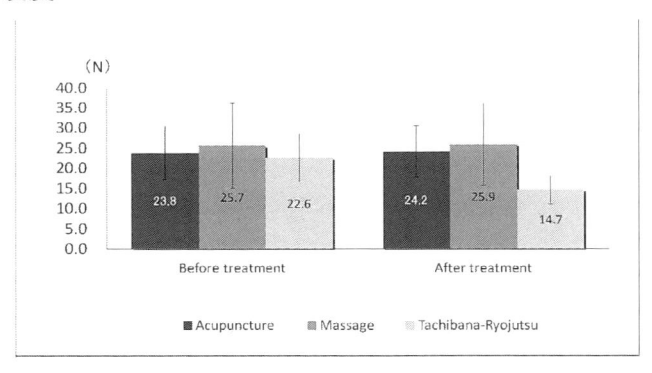

Figure 2. Muscle firmness on treated side

図1-4 VAS

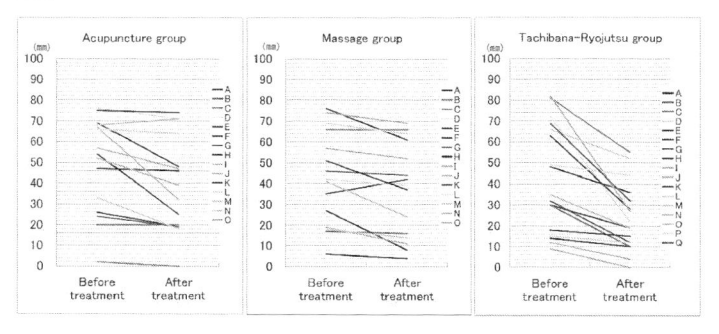

Figure 2. The change of Visual Analog Scale after 90 seconds

図1-5 VAS

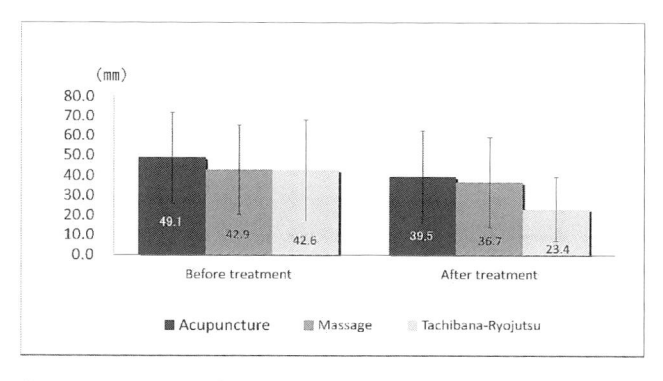

Figure 6. The measure of VAS

図1-6　パルス

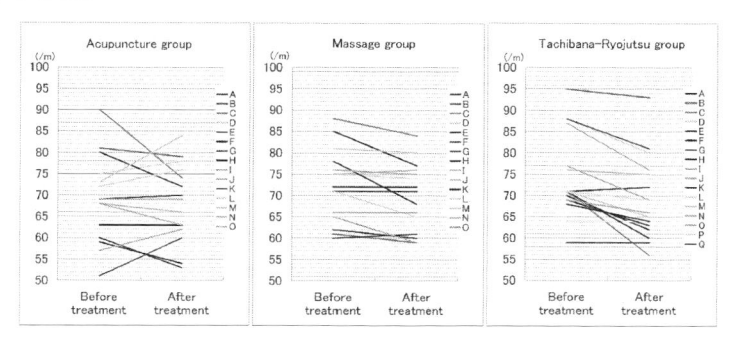

Figure 7. The change of the pulse after 90 seconds

図1-7　パルス

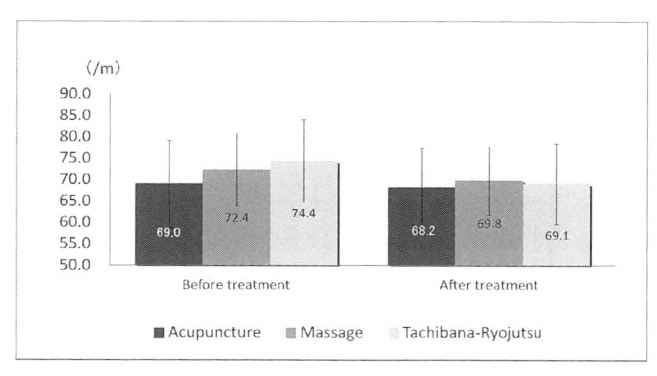

Figure 8. The mean deviation and standard deviation of pulse

第1章　SEITAI＝整体、RYOJUTSU＝療術が世界に認められた日

図1-8 非施術側筋硬度

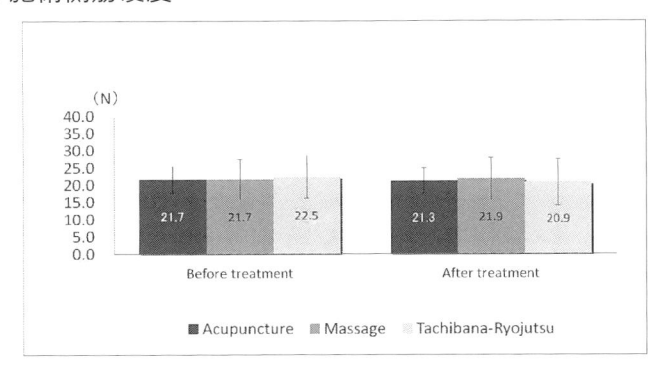

Figure 4. Muscle firmness on untreated side

図1-9 施術側体表温

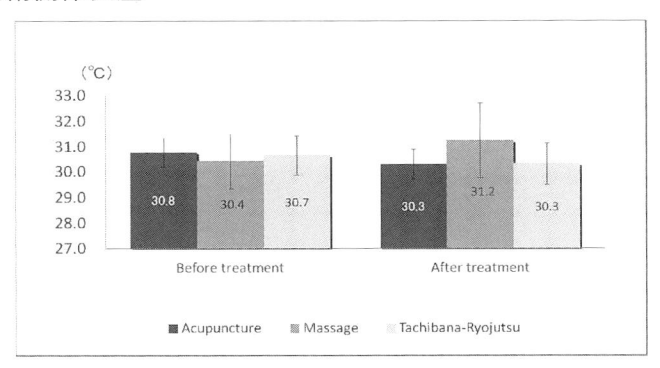

Figure 12. The mean and the standard deviation of the body temperature at the spot on the treated side

図1-10 非施術側体表温

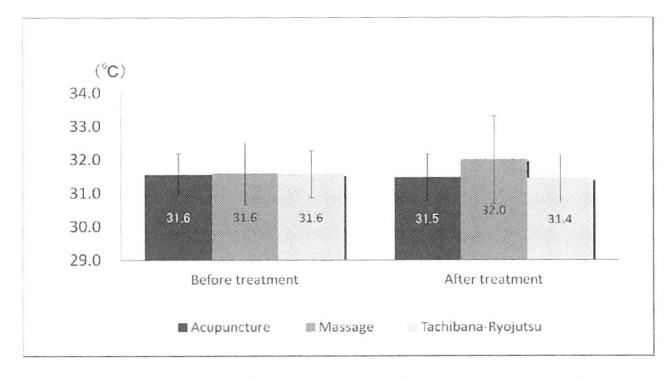

Figure 13. The mean deviation and standard of the change of the body temperature at the spot on the untreated side

図1-11 血圧

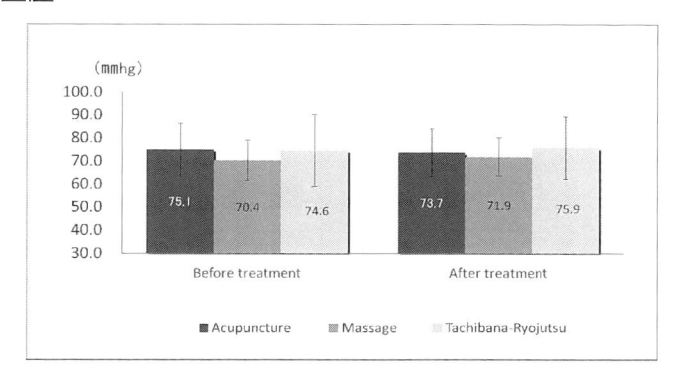

```
        (mmhg)
        100.0
         90.0
         80.0
         70.0
         60.0
         50.0     75.1    70.4    74.6         73.7    71.9    75.9
         40.0
         30.0
              Before treatment              After treatment

          ■ Acupuncture   ■ Massage   ■ Tachibana-Ryojutsu
```

Figure 10. The mean and the standard deviation of the diastolic blood pressure

　整体群は施術側の筋硬度をすべての被験者に対して下げ、上昇した者は一人もいなかった。主観的なVAS測定の結果も、上昇した被験者は誰一人いなかった。そして脈拍にも有意差は出ている。まさに完璧な結果だった。

　整体にとってアウェイであるはずの鍼灸柔整専門学校の実験室で、実験に立ち会っていた仲間たちや、廊下でこの実験を興味深く見守っていた生徒たちから、自然と拍手が沸き起こった。
　予想以上の結果に、これが整体の実力だったのか！　と心の中に光が射し込んだ。

　私が修得したこの整体術は、一度も肩に触れることなく、すべての被験者の筋硬度を下げている。これは、「肩こりに効果がある」ということよりも、マッサージとは作用機序が異なるということを証明したことになる。
　グラフを見ると、効果の程がお分かりいただけると思うが、最も厳格な多重比較検定Scheffe法によって、立花療術は有意差ある客観的数値を示した。これが世界で初めて公式に確認された「整体」の効果を表す数値である。

表1-1

Appended table

1.Acupuncture group date table

The change of muscle firmness on treated side

Subject	Before(X)	After(Y)	Difference (Y-X)
A	26.7	25.7	-1.0
B	22.3	21.7	-0.7
C	22.0	21.0	-1.0
D	25.3	26.3	1.0
E	32.0	29.3	-2.7
F	22.3	20.3	-2.0
G	15.3	15.3	0.0
H	32.0	33.3	1.3
I	26.7	24.7	-2.0
J	38.3	37.7	-0.7
K	19.7	26.7	7.0
L	15.0	16.0	1.0
M	16.7	16.0	-0.7
N	24.7	28.0	3.3
O	18.3	20.7	2.4
Average	23.8	24.2	0.4
S.D	6.7	6.4	2.5

The change of muscle firmness on untreated side

Subject	Before(X)	After(Y)	Difference (Y-X)
A	25.7	24.0	-1.7
B	25.7	23.7	-2.0
C	20.3	19.0	-1.3
D	17.7	20.7	3.0
E	22.3	22.3	0.0
F	20.3	20.0	-0.3
G	22.7	22.0	-0.7
H	26.0	27.7	1.7
I	26.0	26.0	0.0
J	21.7	21.7	0.0
K	16.0	16.7	0.7
L	18.0	16.0	-2.0
M	16.0	15.3	-0.7
N	26.7	24.7	-2.0
O	20.3	20.3	0.0
Average	21.7	21.3	-0.4
S.D	3.7	3.6	1.4

The measure of VAS

Subject	Before(X)	After(Y)	Difference (Y-X)
A	47	46	-1.0
B	20	20	0.0
C	2	0	-2.0
D	76	71	-5.0
E	54	25	-29.0
F	26	19	-7.0
G	24	19	-5.0
H	75	74	-1.0
I	52	39	-13.0
J	67	32	-35.0
K	69	48	-21.0
L	66	64	-2.0
M	33	18	-15.0
N	68	71	3.0
O	57	47	-10.0
Average	49.1	39.5	-9.5
S.D	22.9	23.1	11.2

The change of the pulse

Subject	Before(X)	After(Y)	Difference (Y-X)
A	69	70	1
B	81	79	-2
C	90	74	-16
D	75	78	3
E	60	53	-7
F	80	72	-8
G	51	60	9
H	59	54	-5
I	69	69	0
J	57	62	5
K	63	63	0
L	72	76	4
M	73	84	11
N	68	66	-2
O	68	63	-5
Average	69.0	68.2	-0.8
S.D	10.2	9.2	6.9

表1-2

2. Massage group date table

The change of muscle firmness on treated side

Subject	Before(X)	After(Y)	Difference (Y-X)
A	27.7	27.3	-0.3
B	30.0	29.0	-1.0
C	61.0	60.0	-1.0
D	20.3	19.3	-1.0
E	22.3	21.7	-0.7
F	21.3	24.0	2.7
G	22.0	23.0	1.0
H	25.0	25.7	0.7
I	20.7	21.0	0.3
J	21.3	20.7	-0.7
K	12.3	14.7	2.3
L	27.7	29.0	1.3
M	24.0	22.7	-1.3
N	24.3	26.3	2.0
O	25.3	24.7	-0.6
Average	25.7	25.9	0.3
S.D	10.6	10.2	1.3

The change of muscle firmness on untreated side

Subject	Before(X)	After(Y)	Difference (Y-X)
A	31.0	29.3	-1.7
B	21.3	23.3	2.0
C	33.0	36.3	3.3
D	19.7	18.7	-1.0
E	20.3	21.7	1.3
F	17.7	19.3	1.7
G	18.7	18.0	-0.7
H	31.0	30.0	-1.0
I	26.0	26.3	0.3
J	17.7	17.3	-0.3
K	12.3	14.3	2.0
L	18.3	17.7	-0.7
M	17.7	17.3	-0.4
N	20.7	19.3	-1.4
O	20.3	19.7	-0.6
Average	21.7	21.9	0.2
S.D	5.9	6.0	1.5

The measure of VAS

Subject	Before(X)	After(Y)	Difference (Y-X)
A	35	42	7.0
B	17	16	-1.0
C	66	66	0.0
D	42	39	-3.0
E	51	37	-14.0
F	76	61	-15.0
G	46	44	-2.0
H	27	8	-19.0
I	57	52	-5.0
J	19	11	-8.0
K	6	4	-2.0
L	69	64	-5.0
M	18	14	-4.0
N	41	24	-17.0
O	74	69	-5.0
Average	42.9	36.7	-6.2
S.D	22.5	22.7	7.2

The change of the pulse

Subject	Before(X)	After(Y)	Difference (Y-X)
A	85	77	-8
B	61	59	-2
C	88	84	-4
D	75	74	-1
E	60	61	1
F	72	72	0
G	71	71	0
H	62	60	-2
I	65	59	-6
J	75	76	1
K	78	68	-10
L	71	65	-6
M	81	80	-1
N	66	66	0
O	76	75	-1
Average	72.4	69.8	-2.6
S.D	8.6	8.0	3.4

表1-3

3.Tachibana-Ryojutsu group date table

The change of muscle firmness on treated side

Subject	Before(X)	After(Y)	Difference (Y-X)
A	14.3	9.0	-5.3
B	14.3	11.3	-3.0
C	22.7	19.3	-3.3
D	19.7	15.0	-4.7
E	32.7	21.3	-11.3
F	22.0	16.3	-5.7
G	20.0	11.7	-8.3
H	19.3	14.7	-4.7
I	27.0	20.0	-7.0
J	15.0	9.3	-5.7
K	24.0	14.0	-10.0
L	27.0	13.7	-13.3
M	24.0	16.7	-7.3
N	36.7	16.3	-20.3
O	21.7	15.3	-6.3
P	20.3	14.0	-6.3
Q	23.7	11.3	-12.4
Average	22.6	14.7	-7.9
S.D	6.0	3.5	4.4

The change of muscle firmness on untreated side

Subject	Before(X)	After(Y)	Difference (Y-X)
A	14.7	16.3	1.7
B	17.3	14.0	-3.3
C	34.0	34.0	0.0
D	19.0	17.3	-1.7
E	19.3	20.7	1.3
F	27.0	25.0	-2.0
G	15.3	13.3	-2.0
H	24.0	23.7	-0.3
I	24.0	24.0	0.0
J	19.0	15.0	-4.0
K	23.7	18.7	-5.0
L	12.7	10.7	-2.0
M	32.7	33.0	0.3
N	29.7	29.3	-0.3
O	21.7	22.0	0.3
P	25.0	20.3	-4.7
Q	23.0	17.7	-5.3
Average	22.5	20.9	-1.6
S.D	6.1	6.7	2.2

The measure of VAS

Subject	Before(X)	After(Y)	Difference (Y-X)
A	30	19	-11.0
B	30	10	-20.0
C	81	55	-26.0
D	72	22	-50.0
E	63	28	-35.0
F	48	36	-12.0
G	32	12	-20.0
H	14	10	-4.0
I	82	27	-55.0
J	12	4	-8.0
K	18	15	-3.0
L	15	12	-3.0
M	66	52	-14.0
N	35	19	-16.0
O	9	0	-9.0
P	49	44	-5.0
Q	69	32	-37.0
Average	42.6	23.4	-19.3
S.D	25.4	16.1	16.2

The change of the pulse

Subject	Before(X)	After(Y)	Difference (Y-X)
A	70	62	-8
B	95	93	-2
C	71	56	-15
D	64	64	0
E	71	60	-11
F	69	63	-6
G	59	59	0
H	71	72	1
I	77	69	-8
J	87	76	-11
K	68	64	-4
L	88	80	-8
M	71	65	-6
N	76	75	-1
O	69	66	-3
P	71	69	-2
Q	88	81	-7
Average	74.4	69.1	-5.4
S.D	9.6	9.5	4.5

図1-12 施術側筋硬度

Table 2. Multi-comparison test of muscle firmness on treated side between three treatments

```
Acupuncture ─────────┐
                     │ N.S.      ┐
Massage     ═════════┘           │ **
                     ┐           │
                     │ **        ┘
Tachibana-Ryojutsu ──┘
```

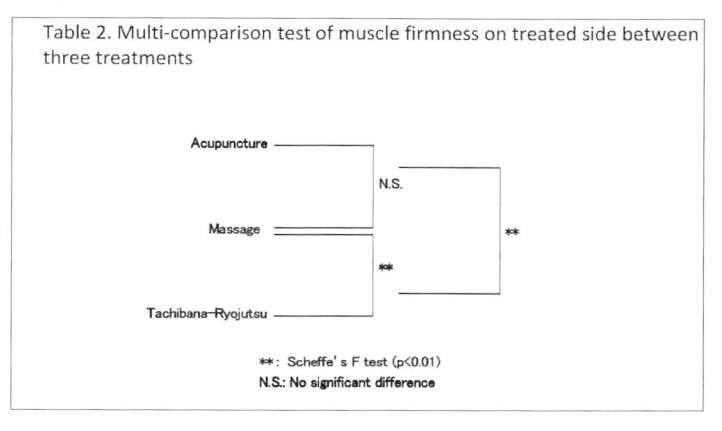

**: Scheffe's F test (p<0.01)
N.S.: No significant difference

図1-13 非施術側筋硬度

Table 3. Multi-comparison test of muscle firmness on untreated side between three groups

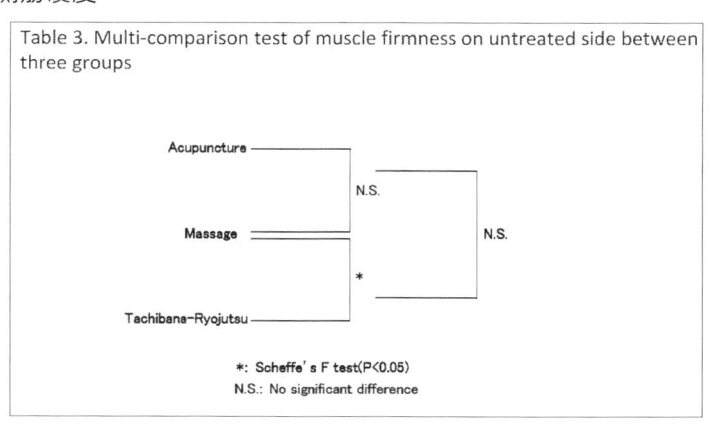

```
Acupuncture ─────────┐
                     │ N.S.      ┐
Massage     ═════════┘           │ N.S.
                     ┐           │
                     │ *         ┘
Tachibana-Ryojutsu ──┘
```

*: Scheffe's F test (P<0.05)
N.S.: No significant difference

図1-14 VAS

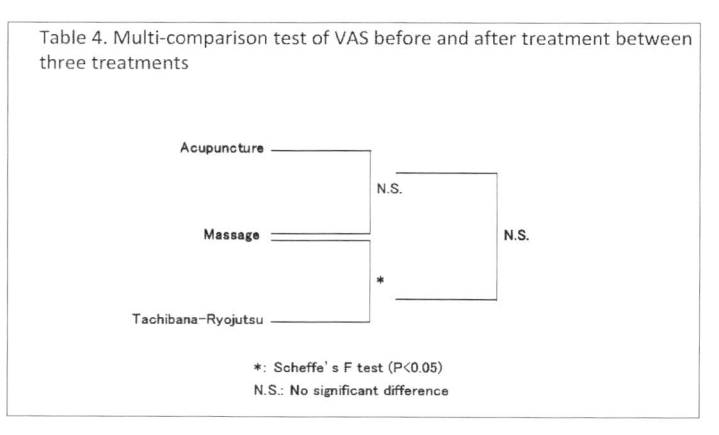

Table 4. Multi-comparison test of VAS before and after treatment between three treatments

```
Acupuncture ─────────┐
                     │ N.S.      ┐
Massage     ═════════┘           │ N.S.
                     ┐           │
                     │ *         ┘
Tachibana-Ryojutsu ──┘
```

*: Scheffe's F test (P<0.05)
N.S.: No significant difference

図1-15 パルス

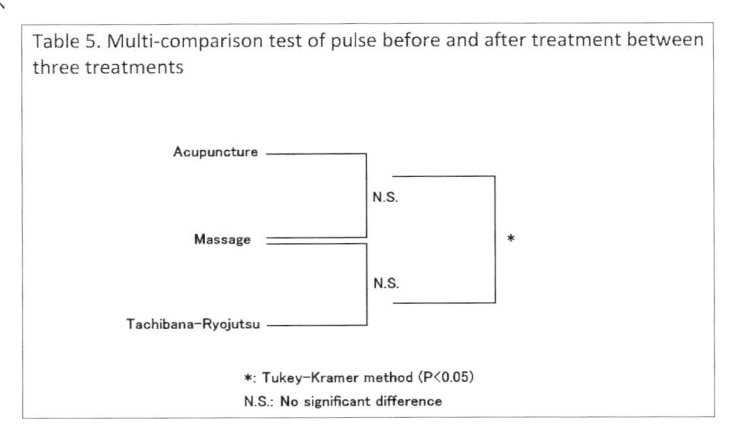

> Table 5. Multi-comparison test of pulse before and after treatment between three treatments
>
> Acupuncture ─┐
>   ├ N.S. ─┐
> Massage ─────┤   ├ *
>   ├ N.S. ─┘
> Tachibana-Ryojutsu ─┘
>
> *: Tukey-Kramer method ($P<0.05$)
> N.S.: No significant difference

図1-16 体表温度

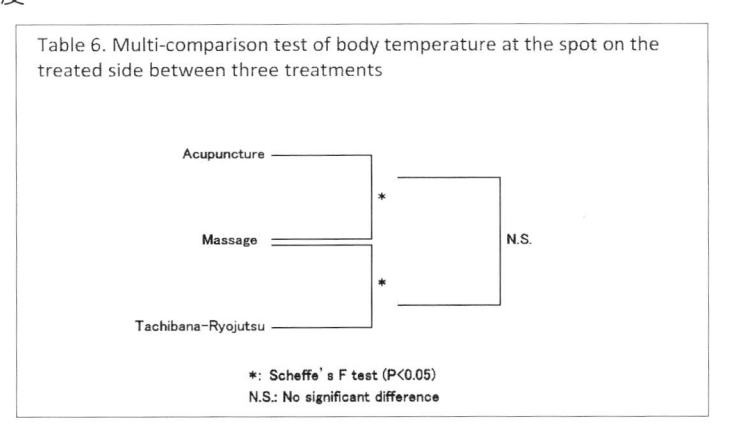

> Table 6. Multi-comparison test of body temperature at the spot on the treated side between three treatments
>
> Acupuncture ─┐
>   ├ * ─┐
> Massage ─────┤   ├ N.S.
>   ├ * ─┘
> Tachibana-Ryojutsu ─┘
>
> *: Scheffe's F test ($P<0.05$)
> N.S.: No significant difference

施術効果を数値で表すことができたという、これほどの達成感があるだろうか。
客観的数値は、その効果の度合いを示している。
私は治療の常識が覆る瞬間を感じた。

臨床研究を終えて

　鍼、マッサージが局所を対称にして筋硬度が低下しなかったのに対して、立花療術群の施術は、肩や背中に一切触れていないにもかかわらず、施術側の筋硬度上昇は1例も認められなかった。そして被験者の主観的指標であるVASでも、17人全員の低下が認められた。これは、高い有効性を示すものと考えられる。

　11月、秋も深まり街は色付いていく。卒業まで5カ月に迫ったある夜、自宅の電話が鳴った。上海の郭先生からだった。

　他愛もない話をしながら、私の研究の話にも耳を傾けてくれた。そして、来年私の卒業の時期に合わせて、東京で会うことを約束した。

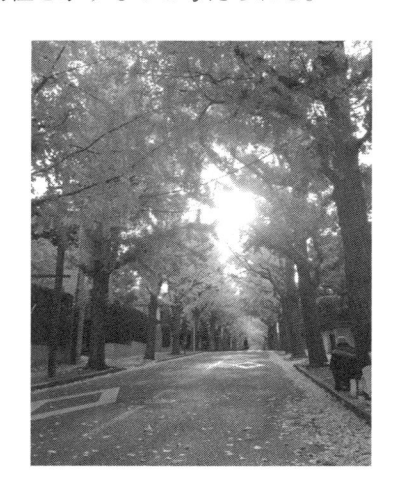

☆筋硬度計も扱えない人間が、ヒトの身体を治療することができるか

　国家試験も迫る授業中、臨床実験の結果を見た鍼灸柔整専門学校の講師は「筋硬度計は不安定で、計測することは難しい。そんな数値は当てにならないだろう」と言い放ったが、私は「筋硬度計も扱えない人間が、ヒトの身体を治療することができるのですか？」と切り返したことを覚えている。また、ある講師は「そんな専門学校の生徒の論文なんか世界に認められるはずがない」と嘲笑った。だが、世界は公平だった……。

ここで、筋硬度計について、書いておこう。

　体表から筋硬度を触診することは伝統医療だけでなく、理学療法などの現代医科学的な医療において重要な手技である。それは診断、及び治療効果を確かめる手段としても多用されている。しかし筋硬度の評価は術者の触診による主観的なものであり、客観性のあるデータとして採用することができなかった。このことに関し、近年、実際に筋緊張の指標として用いるための簡便な筋硬度計が何種か開発され、実験研究に使われている。

　今回の研究では客観的指標として筋硬度計（トライオール社製TDM-N1）を採用した。今回使用した筋硬度計の妥当性、再現性、及び臨床的な有用性について検討している研究論文がある。そのうちの一つは、複数の測定者に同一被験者の筋硬度測定を行わせたところ、その値に一貫性がなかったが、同一の測定者によりすべての被験者を測定する場合、相対的な比較の指標として筋硬度計は十分な信頼に値すると報告している。また、筋硬度計を使用する際、筋へ正確に一定の垂直圧をかけることが重要であるとしている。

　これらの報告を踏まえ、今回の研究では同一の人間により測定を行った。測定者は実験が始まる3カ月前より、実験で使用するGB-21のポイントに対し、垂直かつ一定な圧をかける訓練を行い、測定値を安定させることに注力した。また、術前術後の筋硬度を正確に測定するため被験者全員の体位（伏臥位）、肢位を同一にすることによって誤差を最小限にした。今回の実験で採用した筋硬度値の一元配置分散分析に対する級内相関係数（ICC）は、ICC（1，3）= 0.982となり、高い信頼性を示した。したがって今回使用した筋硬度計の再現性の高さと有用性が立証されている。

　このように、臨床的エビデンスを示そうという研究者自身が、筋硬度計を正しく取り扱う努力をしていないことが読み取れる。臨床的エビデンスを追究した今回の研究は、それまでの代替医療における研究の問題点を炙り出していった。

☆論文をまとめ上げ、E-CAMへ投稿

　そして、研究論文をまとめてゆく作業が山積みになった。なにせ、3群の比較試験だからである（通常は2群）。とにかく文献を読み、考察を書き上げていく作業を毎日くり返した。国家試験の1週間前以外は、このような感じだった。試験に受かるか冷やっとした記憶もあったが、それよりも大事なことが目の前にあったこの時の充実感は生涯忘れないだろう。

　2月の末、論文が少しずつまとまってきた。マッサージ群の結果は、体表面の温度に有意差を示している。これがどのようなことかは、想像できる。
　鍼群のVAS（主観的指標）は、整体群のVASとに有意差が出ていないことから、鍼を受けた被験者は整体療法と同じくらいの効果があったことを表している。面白いことに、このことから、鍼のプラセボ効果も簡単に数値で読み取れるのである。5名ではあるが、術後の筋硬度は上昇（筋肉は硬くなっている）にもかかわらず、VAS測定は低下（主観的痛みの評価では楽になった）していることが明らかにできた。
　（48ページの図）を見ていただくとお分かりいただけると思うが、筋硬度が上昇した6名のうち、5名のVAS低下が見られたことに関しては、プラセボ効果を否定できない。これは、客観的数値によるプラセボ効果を示すものと言えよう。人間のプラセボ効果は、確かに存在するのだろう。

　論文は簡潔にまとめなければならないが、考察を書き終えると20ページ程になってしまい、そのすべてを英文に訳す作業が夜も徹して行われた。
　この作業は、学校を卒業してもなお続けられた。国際医学論文にするためである。目標は高く、E-CAMへの投稿を最初から目指した。

　2011年3月11日午後、学校に行き、2階の教室で英語の辞書を調べている時、

あの地震を経験した。その日は学校に留まることもできずに、資料を抱え右往左往した。辛い出来事のあった日本の、ひとつまみの希望にでもなれればという思いも、この論文に込めたことを覚えている。

膨大な資料を整理し、ようやく英訳を完成させ、さらに要点を絞り込んでゆく。20ページもある論分内容の肉を削ぎ落とし、7ページ程にまとめられた。
このようにして、この研究論文は、NYにあるE-CAMへ投稿された。

August 11, 2011

Evidence-Based Complementary and Alternative Medicine
New York, NY　USA

Dear Editor

On behalf of all the authors, I would like to ask you to consider our manuscript entitled "Randomized comparison of the therapeutic effect of acupuncture, massage and Tachibana-style-method on stiff shoulder; measuring muscle firmness, VAS, pulse and blood pressure" for publication in Evidence-Based Complementary and Alternative Medicine as an original research article. All study participants provided informed consent, and the study design was approved by an ethics review board.

This is probably the first study of randomized comparison about Ryojutsu, the Japanese traditional medical treatment. We have compared effects of Ryojutsu with the internationally renowned treatments, acupuncture and massage. This is the first academic study regarding Ryojutsu, which has not been very well known overseas.

The study indicated that the muscle- firmness and VAS of the Tachibana-Ryojutsu group that was not touched the shoulder areas at all decreased significantly in comparison with the acupuncture and massage groups that stimulated the shoulder areas directly. We feel that findings from this study will be of special interest to the readers of Evidence-Based Complementary and Alternative Medicine.

このようなカバーレターを送り、私は結果を待った。

☆仮採用から1年かけ、本採用へ

　緩やかに時は流れ、2カ月後にその返事が届いた。仮採用である。
　実は、ここからが正念場だった。Poor Englishと言われ、何回も書き直した。どうしても国際論文が出したかったため、夜中まで英訳の対応に追われた。しかし、苦労したことより、共に研究していた仲間たちと英訳を行っていた時の連帯感が、楽しかった記憶として強く残っている。同じ目的に向かって走るその達成感は何ものにも代え難い。
　なんとか編集部の要望通りに英訳するのに1年ほどかかってしまったが、2011年10月、やっと採用の通知が届いた。代替医療の世界的権威であるE-CAMに採用された日本の鍼灸柔整専門学校の学生としては日本人初、日本人の鍼灸師としては8人目（First Author）、整体療術師としては世界初であった。この研究論文は手技療法の効果を客観的数値で表し、その根拠を示した世界初の国際医学論文となった。

　そして、いつE-CAMに掲載されるか……。
　とにかく待ち続けた。長い冬だった。

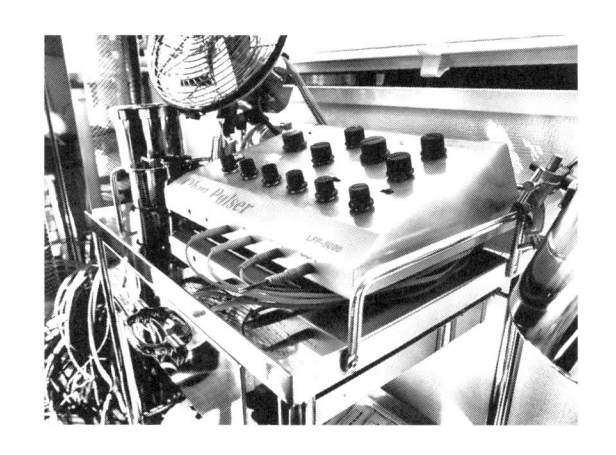

臨床研究は中立な立場で行うものである。特にヒト実験を行う際、自分が想像している結果と異なる場合があっても、そのことから目を背けてはいけない。結果を真摯に受け止め、次への活路を見いだす努力を続けていく必要がある。

　私は、自分の進退を懸けてでも、物事の道理を問う勇気を持って、科学的根拠を追究し、一つ一つの臨床研究を続けていくことが、未来への大きなステップになると信じている。

There are in fact two things, science and opinion; the former begets knowledge, the latter ignorance. (Hippocrates)
実際、2つのものごとがある。科学と意見である。科学は知識を生み、意見は無知を生む。(紀元前460〜377年　医学の父　ヒポクラテス)

第 2 章

日本の伝統医療とは

What is RYOJUTSU ?

療術とは

☆手技療法について書かれた最も古い医学書「医門秘旨」

　療術というと、どのようなことを思い浮かべるだろうか。
　私はこの「療術」という言葉に初めて触れたとき、懐かしい思いが胸の中に広がった。
　日本には比類なき優れた「療術」という手技療法が存在する。療術とは、中枢を対象とした自律神経調整療法として、脊椎骨調整療法、脊椎反射療法、神経点療法の3つを挙げている手技である。この「療術」の実力を知る者は少ない。

　日本には、古くから手技による医術があった。中国では、医学書「黄帝内経」などを見ても分かるように、「推拿」という手技療法が医術として使われていたことが分かる。按摩は中国では現在でも民間療法として多くの人々に利用されているが、病院などで行われている医療としての手技療法は「推拿」である。この手技療法の原点でもある推拿について書かれた最も古い医学書は張四維によって書かれた「医門秘旨」であり、1576（天正4）年（織田信長が安土城の築城を始めた頃）日本で（現在の東京）発見されたとされている。この医門秘旨は、現在宮内庁書陵部に保管されている。

　2014年3月10日、宮内庁の許可を得て、私は医門秘旨を目にすることができた。そこには、手書きの漢文から滲み出る薬学と手技、鍼灸などに可能性を賭ける医療者の情熱と、苦闘の日々が読み取れ、歴史の重さ、時間の長さをずっしりと感じるものだった。私は同じ治療家として、東洋医学の真髄に触れた感覚に陥り、私でできる限り、代替医療を後世に伝えるための何らかの使命を果たそうと思った。

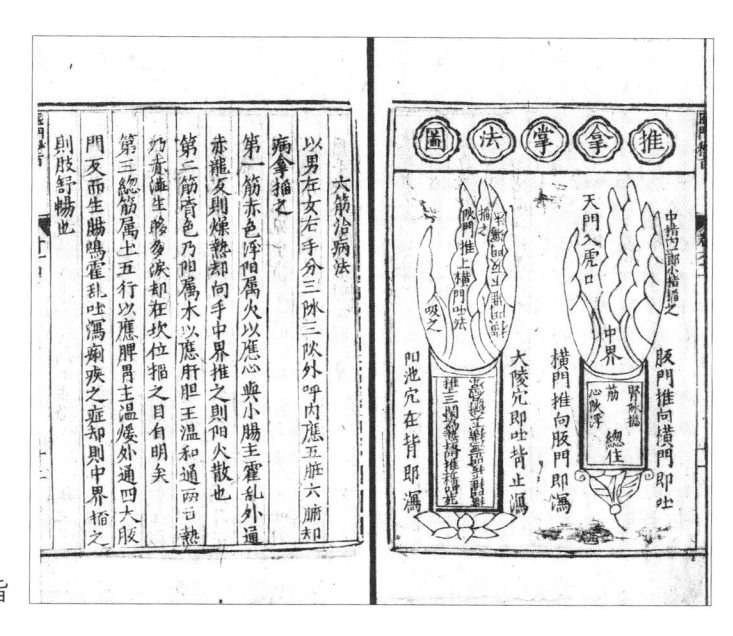

医門秘旨

　躍進する現代医療によって、東洋医学は代替医療的な存在となっているが、少なくとも鍼灸、療術と総称される手技療法等には様々な可能性があり、現在の医療を支えることができる「自然療法」として期待されている。

　このように按摩や推拿、漢方などの医術は中国などから日本に伝来し、日本古来の民間療法と融合した。そして漢方が日本漢方へと進化したように、推拿は中枢を対象にした手技へと発展し、自律神経調整療法と総称される現在の療術になったものと考えられる。
　今日、手技療法の一部をなして重要視されているものに、いわゆる「脊椎骨調整療法」（カイロプラクティック）がある。この療法を重んずる人たちの中に、同療法だけで治療に従事する人もいるが、療術ではこれを、療法の一分野として採用している。その作用機序は、中枢を対象としたカイロプラクティックと同様である。

　私の手元に昭和21年に出版された「最新療術学原論」という古本があるが、手

技療法を医学術へと高めるためのヒントや手技療法の近代に於ける歴史的経緯について書かれている。

　以下の「学院型手技療法」は、従来経験的に発達してきた様々な手技療法を検討して、各長所を整理統合し、体系付けたものを言う。

　以下は最新療術学原論に書かれている手技療法を抜粋、または要約しながら書いていく。

☆学院型手技療法

　『手を用いての療法では日本按摩、マッサージもありますが、手技療法はこれらのものと原理その他で大きく相違します。もっとも手技療法にもいろいろあって、中にはほとんどマッサージに近いものもありますが、学院型手技療法については、按摩マッサージと原理で根本的な違いがあって、もし同一視する人がいるとするならば大きな間違いです。

　日本按摩は学理的根拠が究明されていないので比較できませんが、マッサージは解剖、生理学などの医学的知識を基礎に発達してきたもので、種々の疾病を治癒する目的に用いられていることでは、学院型手技療法と同一ですが、療法をみると、マッサージは末梢から心臓方向に向かって（血液還流方向、求心性）行い（按摩は逆の遠心性）、その対象は皮膚、筋肉、リンパ管、神経など「末梢」なのに対し、学院型手技療法では、それらの「中枢部」を対象にし、施術はどちらかと言うと遠心的で、術式においても両者に大きい隔たりがあります。』（最新療術学原論より）

　学院型手技療法（基本手技療法）では、療術の基本操作であり、5操作、24手法、64手技としてまとめ、人体の機能と構造が基盤となって組み立てられた手技療法の未来永劫、不滅の真理だとしている。

生物には自然治癒力が備わっている。

原始生活を営んでいる人々の生活の中には、戦慄するほど幼稚で原始的な療法が見受けられる。現代医学からみると、それは治療とはほど遠く、受け入れ難いものと感じられるかも知れない。しかし、そのような原始的療法が滅亡せずに今日まで伝承されてきたのは、人体に備わっている自然治癒力があるからだ。

この自然治癒力こそが、治療の根本であり、医術の大部分はこの自然治癒力という能力の補助手段だということを、本来すべての医療従事者が認めていることだろう。

『投薬は出来る限り避けた方が良い。何故ならば薬の本体は毒だからである』

手技療法は、投薬が全く行われない療法であり、現代医療とは異なる。そのため、治療データは患者の自覚症状の消褪をもって治癒と見なす以外にその治療効果を把握するすべがない。しかし、患者にとってみれば、手技療法は投薬が行われないために、体力の消耗をできる限り抑えられ、その結果治癒、延命等の利点があることからも、自然治癒力を活性化するために間接的に役立つと考えられる。

昭和21年、療術は基礎医学、臨床医学の全科目を網羅した基本手技療法（学院型手技療法）を確立している。この手技療術は昭和25年から28年に渡り、北大医学部付属病院第2外科、市立札幌病院、北大登別温泉病院、北大若林放射線教室の研究機関に於いて、約270症例に施され、有効無害の結論が「療術の医学的調査研究」（北海道治療師会発行）と題する50ページほどの報告書となって公表された。

☆自律神経調整療法とは

さて、自律神経調整療法とはいかなるものだろうか。

自律神経は生活環境や生理的な作用に密接に関係し、身体の各器官に対して支配的関係を有している。したがって、皮膚刺激が知覚刺激となって脊髄中枢に達

し、反射的に自律神経に影響を及ぼすことによって内臓に影響を及ぼす反射弓（体性－内臓反射）に着目した調整療法であり、それぞれ独立した「脊髄骨調整療法」「脊髄反射療法」「神経点療法」が三位一体で形成した療法を総称して自律神経調整療法と言う。

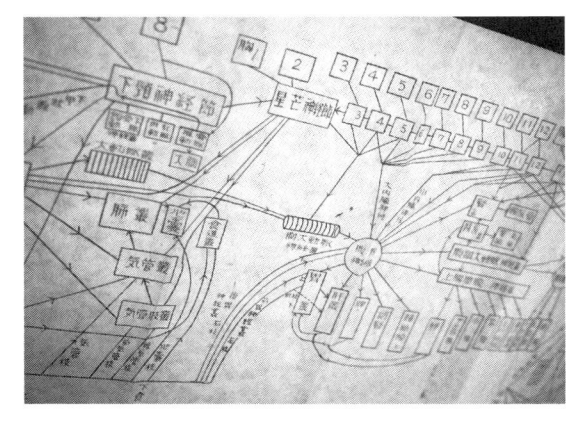

療術学原論

　自律神経調整療法はヒトの健康維持に重要な調整療法であるため、基礎医学や臨床医学をしっかりと学ばなくてはならない。

☆近代療術の歴史

　次に、療術学原論に書かれている近代の療術の歴史を要約する。
　これまで民間療法は一子相伝という言葉があるように、治療師から高弟という限られた者にのみ、秘術として伝授される傾向にあった。いかに治療効果が優れていても、学理的な根拠が希薄で、独断的傾向が強い療法であるだけに、一度自信を喪失するようなことがあると、悲惨な結末をみるのが常であった。

　昭和初期、療術という治療行為が社会的にどのように認識されていたかというと、「医師の行う行為ではなく、また、按摩、マッサージ、鍼灸とも違い、古く

から生活の知恵として経験的に発生し、民間療法として継承されてきた」と受け止められ、大正時代にアメリカで学んだ日本人によってカイロプラクティックもこの手技療法の中に取り入れられた。また、電気、光線を用いる療法などが理論的に体系づけられ、施術方法も次第に学問的に解析され始めていた。

　昭和5年12月、警視庁による「療術行為取締規則」の「療術の定義」は、療術行為とは疾病の治療または保健の目的をもって、光、熱、機械器具その他の物を利用し、もしくは応用し、または四肢もしくは精神作用を利用して施術する行為であって、他の法令において資格を有する者が、その範囲内でなす診察または施術でないものとしている。

　療術が学問的に体系づけられる一方で、手法だけを教える療術の乱れに対し、北海道治療師会は基礎医学と療術の学問を教えるため、北海道大学、市立札幌病院、札幌鉄道病院の協力を経て、昭和17年4月に北海道庁の許可校「北海道治療医学校」を設立する。このことをきっかけに全国にも、この動きが波及すると思われた。戦時中には戦争未亡人の職業教育の場として北海道庁より要請があった。しかし、戦後の22年12月、厚生省は「以後昭和30年までの8年間は新規開業を認めない。その間に有効性、有害性、無害性の調査をする」としてその調査研究に着手する。

　療術学原論によると、厚生省からの調査委託について、北海道知事は25医第1892号、28医2127号に「療術は有効無害である。新規開業者を希望する者には、教育施設を公認し、卒業生に限り国家試験の上、開業資格を与えるべきである」という趣旨の調査報告を厚生省に提出したとされている。

　また、この調査は全国各地で行われたにもかかわらず、調査結果はなぜか公表されなかった。

　そして昭和30年7月、厚生省は突然「療術は有害無効」と言い切り、療術師に対し「3年以内に108時間、按摩の講習を受け按摩として転業するか、もしくは廃業すべきだ」として新規開業の道を閉ざした。

このことに対し、北海道治療医学校は「療術は按摩ではない、卒業生と会員に、按摩の講習は受けさせない」と道庁に申し入れ、道庁も「直接、行政指導の指示をするようなことはしない。しかし、国の方針であるため、会に所属していないものに対しては指示をする」としている。
　このように、療術に対する国の考え方が揺れ動き、混乱する中で、昭和33年、北海道治療医学校は授業を中断する。

　しかしその後、「療術業者は高齢に達している者も多いので、速やかに措置を講じなければ、その道の絶える心配がある」という国会での議論も高まり、療術師の法改正に向けての運動も展開された。

　昭和35年、最高裁の判決で「害がなければ禁止、処罰の対象とはならない」旨の判断が示され、39年には既得者の療術行為は全面的に認める」とし、「新規開業等についての資格条件、位置づけなど、速やかに方針を確立、明示する」こととなった。

　最新療術学原論を抜粋、要約しながら書き進めて、改めて感じることは、各療法は患者のためにあるということだ。だからこそ、これまで、民間療法が一つにまとまることができない理由を、我々は真剣に考えなければならない。

　近代の療術の歴史はこのように、調査研究が封じ込められ、正当な研究の結果を示すチャンスを失った戦後から70年にわたる結果によるものであり、既得権益を争う業界による政治を、今に物語っている。
※　現在、療術は国家資格以外の療法を総称した名称として使われている。

代替医療と民間療法

☆代替医療と民間療法の違い

　民間療法の社会的状況は無法地帯が如く荒廃している。
　ビジネス優先の考えから、安易に様々なサロンや癒し系、リラクゼーションと呼ばれる所（スペース）が開業し、数多く乱立しているが、その経営者をはじめ、携わるほとんどの人間が何の資格も持たない。介護業界にも、人の身体を全く知らず、学ぼうとしない経営者が多い。サプリメントや健康器具を販売している経営者や営業マンも同じくである。体のどこにどう効果的であるか専門的用語を使用するのであれば、その部位についての解剖学的知識を持ち得ているべきであるが、それすらも知らない者が闊歩している。
　そう、日本中が、ヒトの体で「お金儲け」をしているのだ。

　ではまず、代替医療、民間療法とはなんだろう。広義にこの2つの療法は西洋医療以外のエビデンスのない療法を言う。どちらも古代より「伝統療法」として存在し、代替医療は主に中心都市や国家主導で行われていた療法であり、その源流は医学体系理論に基づいた療法である。民間療法は近代の交通や情報網の発達による交流で知られるようになった小規模社会（辺境地域）での療法である。

　代替医療に従事する国家資格者（鍼灸師、按摩マッサージ指圧師、柔道整復師等）は基礎医学や臨床医学など、西洋医学知識を身につけ、さらに専門職としての技術を習得し、統一された基準をクリアした者である。
　民間療法を行う民間資格者は、統一された基準はなく、医学の学術知識を独学で学ぶか、スクールに通いその過程を修了し、開業している。いずれにせよ、国家資格者がどれほど医学を学んでいるかは想像できないだろう。

また、社会に基礎医学を学んだことを示すこともできない。そしてマッサージ、按摩、指圧、柔道整復、鍼灸が何故国家資格となったのか、またその術式の違いをほとんど説明できない。ここで問題なのは、基礎医学さえもしっかりと学ぶ場所もなく、当然ながら公的に基礎医学を学んだことを示すことができないセラピストに、社会的地位向上のチャンスはないということだ。

☆危険なエステ、まつげエクステ

　セラピストは、嗅覚（アロマ）や視覚（各種セラピー）を利用したり、リラクゼーションの名の下に、安易に人の身体に触れる行為を行っている。それは国家資格者から見れば、とても「施術」と言える代物ではない。
　それが、同じような看板を掲げ、同じような料金で経営しているとは、誠に由々しき問題である。国も注意を喚起しているが……。
　また、意外な落とし穴ではあるが、エステ業界も相当にヤバい。医療資格は愚か、按摩指圧マッサージ師、美容師免許もない者が「メディカル」と名を付けて、痩身や美容皮膚科的な体の内部に関与する施術を行っている。だが、万が一健康を損ねる結果となった場合に、無資格者が責任を取ることはおろか、治癒させる方法を知り得ることはない。当然のことながら、基礎医学知識を持っているエステティシャンなどほとんどいない現実がある。
　危険極まりないのが、まつげエクステである。メディアでもすでに取り上げられ問題となっているが、国家資格である美容師免許を持った者のみができる施術であることを、クライアントは知らない。学術もなく、見よう見まねで術式を覚えた者が施術についているのがほとんどであると業界の人間は言っている。その証拠にまつげエクステは美容院とは別の所で開院されている。だから、目にトラブルを起こしたり、角膜損傷などの重篤な症状を起こした症例も報告されている。
　また、化粧品などに含まれているナノコロイド（ナノ粒子）が生体に及ぼす影響についての研究は「ナノトキシコロジー（毒性学）」として公衆衛生学的にも様々な報告がなされているが、今現在、環境や人体にどれほどの影響を及ぼすか

は、誰も知らないのだ。

　当医学会では、エステシャンにも基礎医学を学ぶよう喚起しており、心あるエステシャンはすでに受講している。

☆業界の思惑に流されないために

　ここまで書いて、実は資格を支援している業界の策略が裏にあるのではないかということに気付く。簡単に資格が取得できると称して、国家資格の領域とそうではないものの領域を都合の良いように曖昧に解釈した資格を取らせているのではないだろうか。

　それに乗り、受講生は知らず知らずのうちに、国家資格者の領域を侵し、善かれと思い他人に施術をするのであろうが、実は知らないが故に、ヒトの体に悪影響を及ぼしていることが多々あるのである。

　国家資格のレベルが難しいのは、ヒトの体に触って施術することが、実はとても難しく、繊細で、知識の要ることだからである。それを安易に、誰にでもできることだと謳って生徒を集め、あるいは機器を売り、国家資格を冒瀆し、資金を吸い上げている業界にこそ、大いに問題があるのではないか。

　果たして、その資金は何処に流れているのだろう……。

　とあれ、このような業界の思惑に流されないためにも、セラピスト自身のみならず、クライアントも賢くならなくてはならない。

　無資格者の施術に、一時間何千円も出費しているのは、他ならないあなた自身。

　そして、筋骨格について、多少なりとも知識を仕入れ、ぜひ、セラピストに質問していただきたい。「あなたはヒトの体を知っていますか⁈」と。

　「あなたは、㈳日本鍼灸療術医学会の『全国統一「基礎医学検定」修了資格を持っていますか？』」とも。

　㈳日本鍼灸療術医学会が目指すのは学術的裏付けのある「最適な療法を日本に

確立する」ことである。

　つまり、「最適な療法」とは医学会が掲げる「総合治療院」構想（総合医療）である。

　それは、現代医療と代替医療がそれぞれの強みを最大限に生かし、予防医学から機能回復の分野まで、患者にとって最適な治療を取捨選択し、提案することである。

　そのためには、様々な形の療法を当医学会で把握し、世に認知させていく必要がある。多様性を維持しつつ、その効果を客観的に評価し、広く社会に伝えていくこと、それが当医学会の担う使命に他ならない。

　そして、国家資格レベルの全国統一「基礎医学検定」を広めることの意義は、民間療法に携わるすべてのセラピスト、医療の現場に身を置く方々が、人の体を客観的に知ること、現代医療との共通言語を身につけることにより、広く患者のために活躍される人材の育成につながるのである。

　また、クライアントとなる一般の方々の全国統一「基礎医学検定」講習会の参加は、自分の体を任せるに相応しい施術者の判断と、医学知識の向上による代替医療の発展にもつながるのである。

　「知ること」の重要性を、これからも説いていくと同時に、この意義ある活動に積極的にご参加していただきたい。

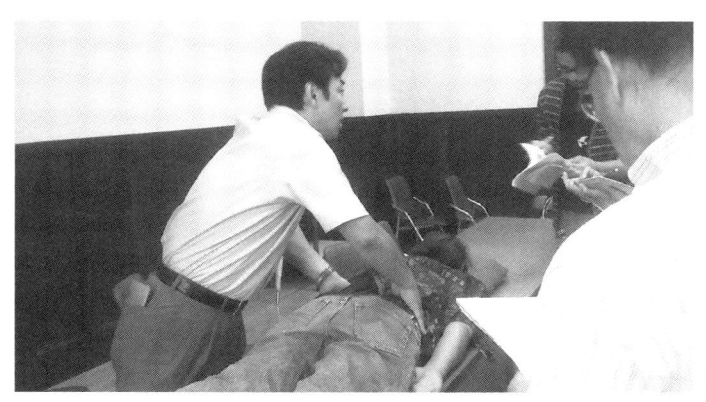

実技講習の様子

100年抗争

　世の中には（アーユルヴェーダ、ヨガ、タイ古式マッサージ、リンパドレナージュ、カイロプラクティック、整体、エアロビクス、スピリチュアル、スポーツトレーナー、エステ、サプリメントアドバイザー、心理療法等）など様々な療術が存在する。

　カラダ及び精神のバランスを整える（body barance therapy）ことは、脳血流量、呼吸、血圧、など全身に少なからず影響を与え、それらはすべて「整体」という療法に含まれる。エステサロンのような美に特化したものでも、やはりこの領域と言える。

　ところが、このような療法には国家資格のような統一基準がない。しかし、国家資格者が行う、鍼灸院や接骨院、按摩マッサージ指圧治療院といったものよりも気軽なためか、需要が高いのが現実である。

　そのため、有資格者（医療系国家資格者）からは無資格者として、時には敵対視される場合がある。そこには、有資格者が学んだようなカラダに対する基礎知識が明らかに足りないことや、これらを行っている本人にも、その影響の程が分かっていないために、何らかの故障を誘発するような事態を招いたことなどが理由にある。しかし、私は無資格者（民間資格者）を責めているのではない。自分の経験から、正しく身体の知識を身につけてもらいたいと願っているのだ。

☆無資格者と、有資格者の業権争いの歴史

　ここで、無資格者と、有資格者の業権争いの歴史を紐解いてみよう。
　『カイロ療術問題の歴史〜盲人業権100年の歩み〜』（毎日新聞社点字毎日出版）という本がある。この出版社は毎日新聞本紙を点字化したものではなく、視覚障害者に関連のある福祉、教育、文化、生活など様々な分野のニュースを独自に取

材・編集し、発行している。

　カイロプラクティックとは、単にその一術のみを指しているものではなく、無資格者が行う按摩類似行為、すなわち手技療法のすべてをここでは「カイロプラクティック」に代表させて言われているが、つまりは「無免許按摩問題」に他ならないということを含んだ上でお読みいただきたい。

　『無免許按摩問題の歴史を遡ると、按摩術営業取締規則によって按摩の営業免許制が敷かれる1911年（明治44年）にたどり着く。その淵原をさらに探れば、青眼の按摩、療術業者が増え始める明治中期の社会情勢や「医制」1874年（明治7年）に始まる近代医療政策にまで遡ることができる。いずれにせよ、盲人按摩業者と療術業者は、業の正統と業権をめぐって、百年近くの永きにわたって熾烈な抗争を連綿と繰り返してきた。

　歴史的に按摩業は、他の職業から阻害され続けてきた盲人に優先されるべき職業として社会に受け入れられたことは、江戸後期の「座頭按摩」の語からみてもとれる。だから、1947年（昭和22年）の療術行為禁止法、すなわち「按摩師等法」の制定は盲人業者にとって悲願達成の感があった。

　しかし、ここで特筆されるのは、この法律をしても問題の解決すら見いだせなかったことである。そればかりか、禁止療術業者は野放しとなって増え続け、出口の見えない「カイロ問題」へと混迷を深めてゆくのである。

　法治国家において、法が不法の前に無力でありつづけてきた理由は何か。この疑問を解こうとすれば、いやおうなく、「カイロ問題」の成立から展開に至る過程とその間、一定の緊張関係をもって続けられてきた盲人の業権運動を検証する必要が生じるのである。

　今世紀の医療史において、按摩や手技療術が歩んだ道のりは、華やかな現代医学発展の陰に隠れた裏面史にすぎなかった。しかし、世界のオルナタティブ医学（伝統医学）が復権しつつある動向から、21世紀の我が国の医療は、手技療法の価値を必要とする時代に向かうであろうと予想される。「カイロ問題」の法的解決が急がれる第一の理由はそこにあるといっても過言ではない。

その意味で、百年のトンネルに光明を見いだそうと、議論が興り始めたことは大いに喜ばしい。願わくば、この議論が正しい歴史観に立ったものであってほしい』（藤井亮輔：カイロ・療術問題の歴史より）

　鍼灸、按摩及び柔道整復が法制化されたのは1947年12月である。それ以外の民間療法は「療術」と総称された。（※日本古来の療術については後述する）
　このように、アーユルヴェーダ、ヨガ、アロマやエステ、リンパマッサージ、タイ古式マッサージなど、療術業をされている方は、「無資格者撲滅運動」が現在も展開されているという現実から、目を背けることはできない。
　そして、国家資格者側は、無資格者である民間療法者に対し、「人の体について、勉強しましたか？」という一点を懸念している。基礎医学の知識がどの程度身についているかが分からない療術業界であることから、国民は人の体を扱うための基礎医学知識のある施術者と、そうではない施術者を選択できる権利さえ与えられていない現実がある。
　これらの問題を解決するために、そして100年抗争に終止符を打つべく、全国統一「基礎医学検定」という統一基準による公的な基礎医学修了資格を㈳日本鍼灸療術医学会が日本で初めて発行している。その講習会にはセラピストだけではなく、体に興味のあるすべての人たちが受講している。

☆接骨院の不正請求問題

　業権を巡る争いは柔道整復師が行う接骨院と、上記のようなリラクゼーションを含む療術業界にも波及している。
　まず、接骨院の業務は骨接ぎであり、マッサージや全身の筋骨格を対象とする整体などの施術は、保険適用範囲ではない。人々は肩こりや腰痛という慢性的な症状で、安く保険で治療が受けられる所は接骨院や整骨院だと思っているようだが、柔道整復師が業とする接骨院や整骨院、ほねつぎというところは、文字通り骨折や打撲、または捻挫した人が行くところであり、このような患者の施術行為

にのみ保険が適用されるのである。

　つまり、慢性的な肩こりや腰痛などの症状に、リラクゼーションとさほど変わりないマッサージ行為を接骨院で行うことは、保険適用外であり、そこで支払う施術料は別の保険適用の病名を付けた上で請求された負担金なのである。それはつまり「不正請求」ということだ。「接骨院の不正請求問題」はニュース報道などによって、何度も問題になっている。

　このように、国民は全く違う、もしくは紛らわしい病名を付けられ、保険が悪用されている事実を知らない。付け加えて言えば、柔道整復師を養成する学校では、整体やマッサージは教えていない。

　いずれにせよ、保険請求によって柔道整復師が得る保険料はすべて、我々国民のお金が使われており、医療費削減が叫ばれている今日、閉鎖に追い込まれる病院も出ている中、接骨院の請求する保険料は年間4023億円を超え（平成21年調べ）、毎年右肩上がりとなっている。これは、整形外科の年間保険請求額に匹敵している。ぜひ社会保険庁に於いては、追跡調査を行ってほしいものだ。

　この問題で一番業権の侵略が生じているのは按摩マッサージ指圧師業界であろう。また、按摩マッサージ指圧師業界は、無資格者の施術行為によっても領域を侵されているということもあり、大きな問題となっている。
※按摩マッサージ指圧師業界は「盲人」の職域保護の重要な役割を担っていることもご一考いただきたい。

第3章

立花療術
「TACHIBANA-STYILE-METHOD」

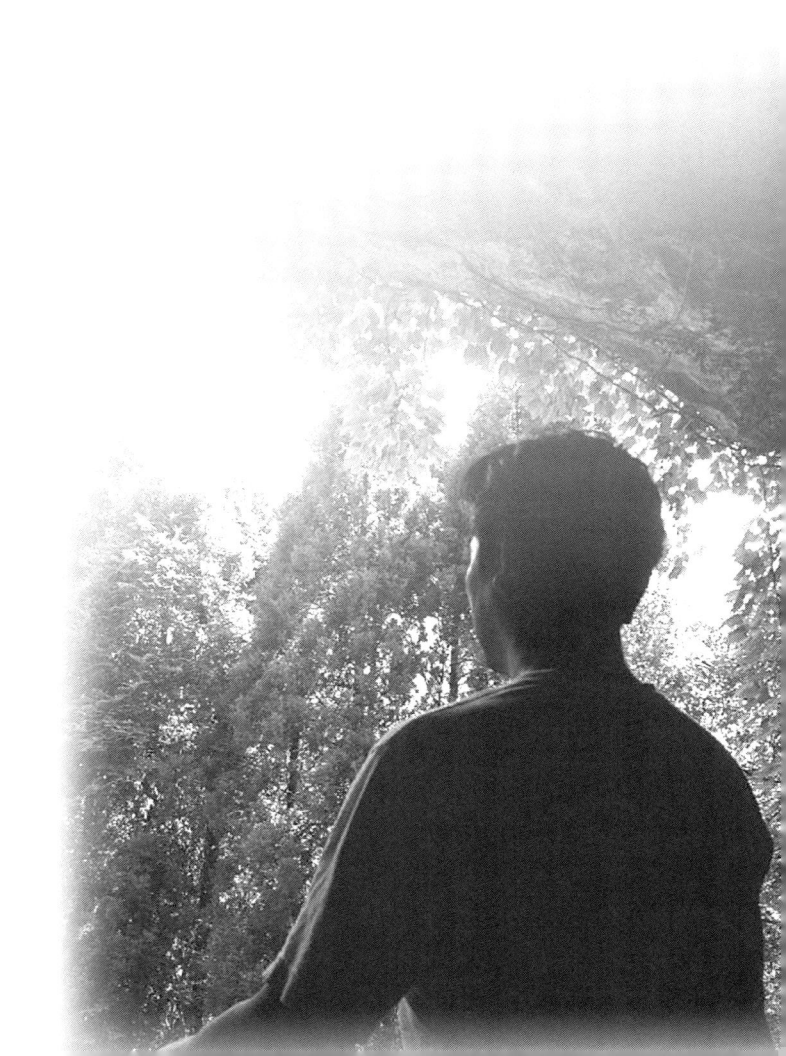

立花療術の歩み

☆「五輪書」をヒントに術式を編み出す

　1998年、30手前にして職を変えることを決意した私は、整体師の道に入ることにした。

　「整体」といっても、当時は今のようなスクールに入るという訳でもなく、人づてに上手な整体師がいると聞き、そこに習いに行った。人より出遅れてこの道に入った私は、寝食を忘れて、技術を修得することに没頭した。

　その見聞きした施術を自分なりにブラッシュアップしていたが、どの施術にもこれといった「型」がないことに気付き、自分なりの術を編み出してみようと考えた。

　私は幼少の頃からバイオリンやピアノなどの習い事をしており、一時音楽関係のテレビに出演したこともあり、リズム（拍子）と音程、つまりチューニングなどの周波数の揺らぎなどに対して、とても敏感であった。音楽とはリズムと旋律（メロディー）により、感情を相手に伝える手段であり、それがどのように伝わるかが最も大切なことである。その感動とは演奏者の強い意志と表現力が聴衆の心を捉え、お互いの連携によって引き起こされるものである。

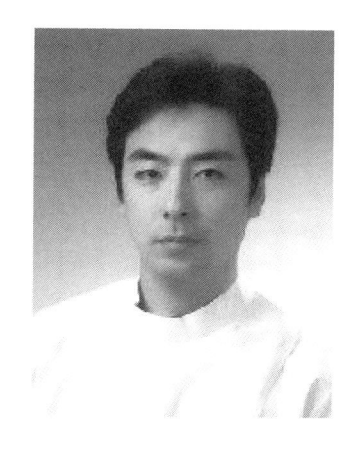

　この「拍子」に関して、宮本武蔵は「五輪書」に、術を行う時は拍子を持って臨むことを記している。宮本武蔵は独学によって剣術を極め、戦いでは一度も負けたことがなかった。「五輪書」に

いう「拍子」とは、一つには「タイミング（時機）」の意味であり、もう一つは「リズム（調子）」の意味である。拍子に背くと事がうまく運ばないために、拍子こそを鍛練しなさいと書かれている。このことは、私の術式に大きなヒントとなった。

　身体に尋ね、身体に教えられ、徐々に術式を編み出していった。
　ヒトの腱がバイオリンの弦に、筋がフレットに、トリガーポイントが鍵盤に変わり、弓がこの腕となった。「ヒトの身体を響かせる」にはどのようにすればよいのかということを、常に考えていた。

　心臓の鼓動は一定の拍子を刻んでいる。この心臓の拍動が作る時間軸上に、自律神経の交感神経と副交感神経が、互いに影響し合いながら揺らぎを作っている。ヒトには「美しき旋律」が存在するのだ。
　私は、この心臓の拍動が作る時間軸と自律神経の揺らぎの振幅をコントロールするスキルを模索した。
　武蔵は「美しき旋律」の生じる隙をつくタイミングをよく知っていたのだろう。

「リズムはあらゆる音楽の出発点であると同時に、あらゆる音楽を支配している。リズムは音楽を生み、リズムを喪失した音楽は死ぬ。この意味において、リズムは音楽の基礎であり、音楽の生命であり、音楽を超えた存在である。」
　　　　　　　　　　　　　　　　　　　　　　（「音楽の基礎」芥川也寸志）

生体マトリックス

☆整体の基本観念

　生命体の基本は細胞である。この細胞骨格（細胞同士）の振動は生体マトリックスという情報交換ネットワークによって、全身に波のように伝わってゆく。
　あなたが誰かに近づいたり、触れたりする時、お互いのエネルギーと情報が相互に作用し合うのだ。
　身体に触れられた時、その感覚刺激により受容器の興奮→求心性線維→反射中枢→遠心性線維→効果器という経路を辿る反射弓によって身体は反応し、行動するが、この反射弓や脊髄反射などの他にも、結合組織の情報伝達システム、つまり生体マトリックスがある。
　1937年度のノーベル生理学医学賞を受賞しているアルバート・セント・ジョージは、ビタミンCや筋肉の研究を行い、「生体マトリックスはコラーゲン分子中の電子や陽子の運動である」こと、「体内のタンパク質は半導体である」ことを発表した。筋膜組織（筋内膜）は光を反射するとキラキラッと輝く。この膜の輝きは金属などの最外殻に自由電子を持つ物質の特徴である。筋肉は筋膜に覆われている。したがって、中国医学の経絡とは、自由電子（陽の気）が筋膜を通り道としながら、人体を垂直（経）、平行（絡）に流れる走行ルートであると考えられる。

　「整体とは、人間の物理的構造を整えるという概念である」という考えは正しいが、いかにも西洋的な物の言い方である。
　「整体とは、自然界との相互関係により影響し、人体を有機的な統一体と見なす概念である」これは中医基礎理論の中で、人体の生理機能、病理及び疾病の診断、治療を解釈する際、この基本観念が終始貫かれている。

1903年、心臓から電気が発していることをオランダの学者アイントーフェンによって発見された。心臓は、洞房結節(とうぼうけっせつ)によって生じた電気的興奮が、刺激伝導系を構成する特殊心筋に伝わることによって、心臓全体に拍動のリズムを伝えている。

　また、心臓から発生するエネルギーは、人体で最大であり、1967年にスクイド装置によって心臓の磁気（地磁気の100万分の1のレベル）が記録された。脳の磁気は1972年に初めて検出されたが、心臓の磁気の100分の1以下だった。心臓と脳は密接な関係であり、どちらも血液が大量に流れているが、決定的な違いは、脳は神経の塊であるのに対して、心臓は筋肉の塊だということである。

☆健康状態は、内臓と循環器が奏でるハーモニーで把握できる

　ヒトの健康状態は内臓と循環器が奏でるハーモニーに例えられる。その音の総和は、一定のリズムによって脳中枢でコントロール（指揮）され、健康な時は体全体がオーケストラのように共鳴し、不調な時はハーモニーが乱れる。

　心臓や呼吸が一定のリズムを刻みながら生命の時間軸を刻み、身体は月の満ち欠けにさえも影響を受けながら、自律神経や脳の波形を常に変化させている。それは、個人個人で違う変化である。だから私は、治療を終えると、次はいつ来るようにと患者に言ったことがない。それは、患者個人の身体のリズムをまず第一に考えると当然のことだ。

　患者が私の術を理解し、患者自身が自分で寄せては返す波のような身体のリズムに気付き、この療術が必要か否かを自分で選択した上で、私に連絡を取ってくるのを待つようにしている。

　だから、私は「次はいつか」というようなことを、この16年間言ったことがないのである。

　身体は常に一定のリズムを刻んでいる。このくり返すリズムに関与するため

に、生命の時間軸（脈拍）と自律神経の振幅（波動）の関係を察知し、その瞬間を利用するための無駄な動きのない、すばやく効果を摑み取る手技を私は生み出した。

　このことにより、自分の時間軸や振幅が、相手の時間軸や振幅に影響することに気が付いたのだった。

TACHIBANA STYLE METHOD
「斬_{ざん}」「捌_{ばつ}」「矯_{きょう}」「和_わ」

☆4つの術式と3つの経路

　立花療術の特徴は4つの術式（斬・捌・矯・和）と3つの経路によって身体全体に影響を及ぼす。

　その術式の一つは「斬」である。陰陽師などの手法にも斬るという表現が使われているが、体表に滞る邪気を祓うという日本人の源流から引き継いでいる術であり、「気」や、「精神」などの考え方を手技に表すものである。つまり、皮膚のすぐ下層にある不要な体脂を瞬時に取り払いながら患部に迫る施術を行うため、手刀で皮膚を素早く擦掃する。これは体表から筋膜への正確かつ効率的な刺激となり、その刺激は生体マトリックスや、求心性繊維により素早く脳へと達し、交感神経を優位に作動させる。

　手技の皮膚表面への擦掃刺激は、標的部位からの痛み信号を受け取っている脳の意識を擦掃箇所に向けさせる効果を持っている。この体表への擦掃刺激は交感神経に関与していると考えられ、血圧上昇傾向をもたらす。擦掃による体表刺激は垂直圧をそれほどかけずに素早く行う手技であることからプリューゲル・アルントシュルツの刺激法則における弱～中の刺激強度であり、神経機能への喚起、興奮作用が高い。

　もう一つの術式「捌」は、人の身体を捌くという考え方だ。
　茶道や弓道、剣道などの基本的な動作の如く、洗練された手型や動きの基本形の連続刺激によって、効率よく全身に術を施せるように考えたものだ。
　身体が安静状態になる前に素早く触診を行い、即座に身体を捌いていく。

「斬」による交感神経の亢進と、それを上回る副交感神経亢進を同時にもたらすこの術式は、脈拍低下と血圧上昇傾向を示すことから、心臓と脳の相互作用によって大脳辺縁系に「快」をもたらし、下降性抑制として標的部位への痛みを低下させる。この情報は視床下部から延髄の迷走神経の興奮として伝達され、心拍数の減少にも関与する。

　1991年、この心臓と脳の関係について、アンドリュー・アーマー博士は、機能的心臓脳という概念を導入した。『心臓固有の複雑な神経系には、何万本という知覚神経が存在し、血液中のホルモンや、神経伝達物質を検出したり、心拍数や血液をモニターしたりしている。心臓の神経組織の集合体は旧哺乳類脳とも呼ばれる大脳の感情認知領野、つまり辺縁系と直接つながっている。この神経の連携によって、心臓と脳は常にコミュニケーションを取り合っているのである』（エネルギー療法と潜在能力より）
　立花療術の施術を受けた人たちは、皆、初めての経験、カルチャーショックだと異口同音に言う。
　宮本武蔵の境地に近づけているだろうか……。
　詳細は、私のスクールにて伝授しよう。

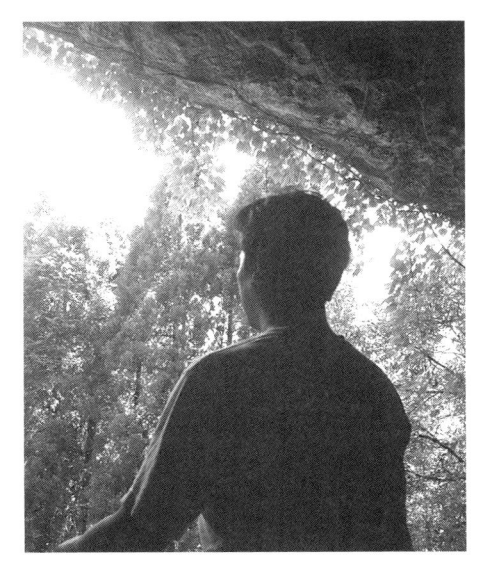

霊巌洞にて

立花療術の作用

☆筋に触れずに筋硬度、VASともに低下

　2012年、代替医療の権威E-CAMに採用されたデータを含めて、解説してゆく。この研究データは、アメリカ合衆国国立医学図書館に保管されている。

Table 1. The conclusion of the examination result

Indicators	Ac vs. Ma	Ac vs. T-R	Ma vs. T-R
The muscle firmness on the treated side	NS	** (T-R)	** (T-R)
The muscle firmness of untreated area	NS	NS	* (T-R)
VAS	NS	NS	* (T-R)
Pulse	NS	〇 (T-R)	NS
Systolic blood pressure	NS	NS	NS
Diastolic blood pressure	NS	NS	NS
The body temperature at the spot on the treated side	* (Ma)	NS	* (Ma)
The body temperature at the spot on the untreated side	NS	NS	NS

　*: significant difference by Scheffe's F test,(P<0.05)
　* *: significant difference by Sheffe's Ftest (P<0.01)
　〇: significant difference by Tukey-Kramer method(P<0.05)
　NS: no significant difference
　Ac: Acupuncture,Ma:Massage,T-R:Tachibana-Ryojutsu

　今回の研究で、立花療術の被験者のいずれもが90秒で、対称となる筋に触れずに筋硬度、VASともに低下させた。施術後の筋硬度上昇は1例も認められなかった（P<0.01）。そして、VASでは17人全員の低下が認められた（P<0.01）。このことは、非常に高い再現性で筋疼痛、筋硬結の改善を示唆している。そして、脈拍も鍼療法群に対して有意に低下していた（P<0.05）。

第一段階「斬」は皮膚への刺激であり、術者の意識を伝えるためにも最も重要な技である。
　第二段階「捌」は筋の調整である。これは身体が覚醒しているうちに素早く術を行う必要がある。
　第三段階「矯」は関節の調整であり、必要に応じては骨格の矯正も行う。
　第四段階「和」はこれらの手技による反復刺激で神経系や循環器系など、身体全体に術後の効果を馴染ませるための調整、つまり、バイオフィードバック調節である。
　これらの術式「斬」「捌」「矯」「和」はBraingate systemを作動させるべく、3つの経路（ルート）によって、その作用は身体全体へと広がってゆく。
　さて、では、循環器への影響について述べてみよう。

循環器への影響について

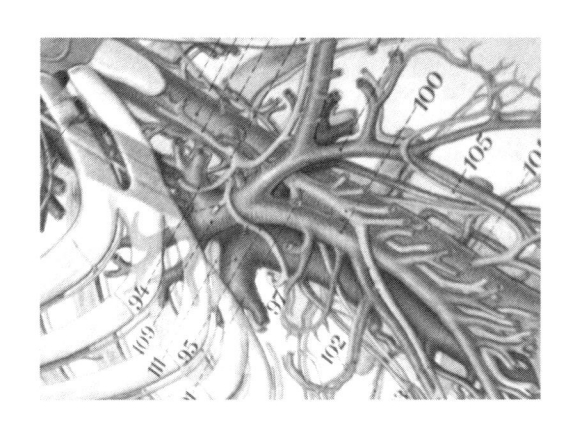

☆内科的な症状にも作用

　今回の実験で立花療術の脈拍は鍼治療群に対して有意に低下していた（P<0.05）。また、収縮期、拡張期血圧とも緩やかに上昇する傾向が見られた。これは、立花療術による被験者の循環器系、あるいは自律神経系への介入を示している。

　自律神経系への介入として以下のような作用が考えられる。

　動的自律神経観察法によると、心臓の自動能を100とすると安静時心拍数（Z）は、$Z = 100 + Y - X$（Y：交感神経関与度、X：副交感神経関与度）と示される。すなわち、安静時心拍数は交感神経関与度に比例し、副交感神経関与度に反比例する。主観的に鍼と手技の刺激の質が異なっていても、手技の自律神経系のメカニズムは鍼刺激と同様であると思われる。

　この関係式を本研究に当てはめてみると、立花療術は血圧上昇に関して、交感神経の関与が通常の鍼刺激より亢進している。さらに、心拍数の減少も同時に観察されたことから、交感神経関与度よりも副交感神経関与度がより大きいことが推察される。ここで重要なことは、交感神経関与度と、副交感神経関与度の亢進作用が同時に生じているということである。

鍼刺激による心拍数の減少は、交感神経の活動抑制、副交感神経の活動亢進という相反する両方の経路が作用して生じていると考えられる。したがって、鍼治療群よりも、立花療術群のほうがVAS自覚症状の程度が低下傾向にあることは、前述のメカニズムを支持しているものである。

　最新療術学原論によれば、療術の治療理論の原則を「末梢組織への刺激による中枢組織への介入」だとしている。立花療術の自律神経への介入が他の2群よりも有意に示されたことにより、筋骨格系、神経系、循環器系を介して内科的な症状にも作用し得ると考えられる。
　さて、次は効果が全身に及ぶ3つの経路を述べる。

立花療術の発動経路
―Braingate system―

☆第1の経路

　「斬」による擦掃刺激により脳中枢は素早く覚醒する。その機序は「斬」の刺激が生体マトリックスや感覚反射作用によって脳中枢を介し、交感神経を有意に上昇させることだ。この交感神経の刺激は、標的部位から痛み信号を受け取っている脳の意識を、擦掃箇所に向けさせることができる。

第1の経路
皮膚への擦掃刺激による施術部位から直接脳中枢への感覚作用と交感神経亢進作用

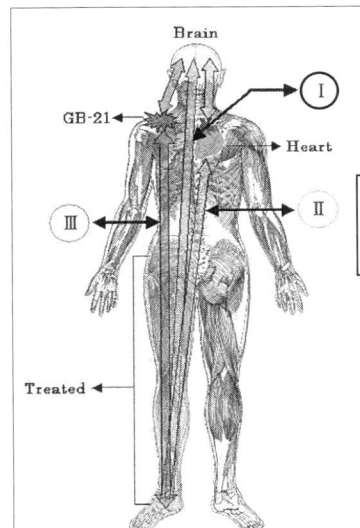

```
Brain
GB-21
Heart
Ⅰ Ⅱ Ⅲ
Treated
```

This is a figure about the efficiency of the Tachibana-style-method conducted at GB21 in this examination: The treatment effects on Muscle firmness at the target site, pain, discomfort, and autonomic nervous system mostly via three routes.

The first path-way I
　The sensory action to the brain center from the treated area by the clearing stimulus on the skin and the increase and the enhancement action on the sympathetic nerve.

The second path-way II
　The effect on the cardiovascular by the muscle adjustment of manipulative treatment, the mutual interaction between the heart and brain, the emotional aspect of pain, the enhancement on descending depression, and the enhancement action on parasympathetic nerve.

The third path-way III
　The ease of muscle firmness and pain at the target site by the approach to the target site (GB-21) via the joints and skeletal muscle, and the enhancement action on parasympathetic nerve, which goes to the ease.

Figure 14. The three path-way that may be effected by the Tachibana-style-method

☆第2の経路

　筋や筋膜の侵害受容器は細いⅢ群またはⅣ群線維であり、この受容器の終末は自由神経終末がほとんどである。これらの筋の侵害受容器は、弱い局所的な圧や生理学的な範囲の収縮や伸展などの日常的な刺激には反応せず、侵襲的な機械刺激には容易に反応する。また、それよりも強い刺激（非侵襲刺激）では「昇圧反応」を示すことが、ネコの腓腹筋を用いた実験でも明らかにされている。昇圧反応により、自律神経や情動系は、筋硬度、VAS、脈拍に影響を及ぼす。

　立花療術の筋肉調整が及ぼす影響は、研究結果からも明らかであるように、適切な加圧（機械的刺激）により、循環器に作用（脈拍低下と緩やかな血圧上昇作用）することである。これは昇圧反応を示す過程における循環器と脳の相互作用によって大脳辺縁系に「快」をもたらした。

　本手技によるVASの有意な低下は主観的に被験者が「快」と感じたことを意味し、その結果、大脳辺縁系は下行性抑制として標的部位の痛みを低下させる。刺激の「快、不快」の識別は延髄の内側毛帯を通過する際に判別され、その情報は大脳辺縁系や大脳感覚野に投射されて感知されている。この「快」の情報が、視床下部から延髄の迷走神経を興奮させ、心拍数の減少をもたらすのである。
　また、手技（緊張緩和）による心拍数の減少そのものが、中枢神経を介して心臓血管系や神経系との相互作用をもたらしていると考えられるため、本手技の心臓と脳（中枢神経）の間に、正のフィードバックが存在するという仮説が成り立つ。つまり、心臓は脳の500倍の起電力を持ち、血液循環によって他の臓器と関係していることから、心臓＝発信器、脳＝受信機として心臓が放出する情報や信号を、脳が受け取っているという仮説である。
　この仮説は本手技が何故、短時間（90秒）で被験者が「快」と感じるかに対しての説明となるが、この仮説を支持する理論がF.Jマクギーガン（1978）により提

唱されている。すなわち、「筋緊張が大きくなると、ストレスなどにより中枢神経の活動が亢進する。そして、心臓血管系や胃腸系などに「不快」な影響を及ぼす」という内容である。ストレス反応は、心理面、身体面、行動面に影響するのだ。

この関係の反対は、骨格筋システムの緊張を緩和すると、身体全体に落ち着いた状態（副交感神経優位）である「快」を作り出し、それ自体が抗ストレス反応（免疫力アップ、抗酸化）などにつながっていくのである。

第2の経路

手技による筋肉調整の作用による循環器系への影響と、心臓と脳の相互作用、痛みの情動的側面、下降性抑制系への作用、副交感神経亢進作用

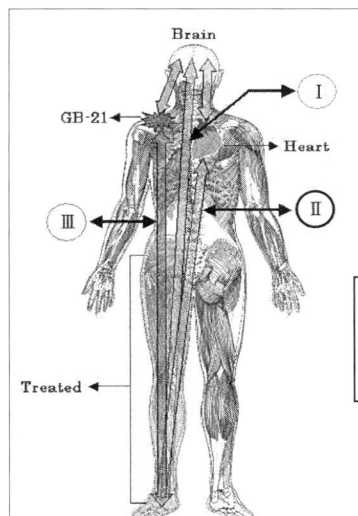

This is a figure about the efficiency of the Tachibana-style-method conducted at GB21 in this examination: The treatment effects on Muscle firmness at the target site, pain, discomfort, and autonomic nervous system mostly via three routes.

The first path-way I
The sensory action to the brain center from the treated area by the clearing stimulus on the skin and the increase and the enhancement action on the sympathetic nerve.

The second path-way II
The effect on the cardiovascular by the muscle adjustment of manipulative treatment, the mutual interaction between the heart and brain, the emotional aspect of pain, the enhancement on descending depression, and the enhancement action on parasympathetic nerve.

The third path-way III
The ease of muscle firmness and pain at the target site by the approach to the target site (GB-21) via the joints and skeletal muscle, and the enhancement action on parasympathetic nerve, which goes to the ease.

Figure 14. The three path-way that may be effected by the Tachibana-style-method

☆第3の経路

　関節の求心性神経の構成としては、Ⅲ（Aδ）群とⅣ（C）群線維が大多数であり、これらの多くは休眠侵害受容器であるため、正常な状態では活動せず、組織損傷の過程により非常に活動的になり、自律神経に強く作用する。立花療術の手技は強い痛みを伴わないため、休眠侵害受容器の関与は考えにくい。

　麻酔下のネコにおいて、生理的な動作範囲での受動的運動は血圧、心拍数に有意な影響を及ぼさなかった。しかし、関節を動かすことによる、腱を含む骨格筋への刺激に関しては、Ⅲ群、Ⅳ群線維は伸展、圧迫、収縮に反応し、体性－交感神経反射を誘発する。（体性－自律神経反射の生理学　物理療法，鍼灸，手技療法の理論より）。
　このことから、立花療術の適切な関節調整による刺激は、関節だけでなく、同時に骨格筋や腱に対しても刺激が加えられていることになり、交感神経の亢進に作用し、関節調整による骨格の歪み軽減は、神経系への緩余な刺激及び末梢血管の拡張を促進し、標的部位周辺の筋硬度を弛緩させ、痛みの改善を促す。

　痛みの改善については、上記以外に、一連の作用の刺激自体が脳中枢へ作用し、大脳辺縁系の痛みに対する情動的側面などへの関与も考えられる。そして、この調整による標的部位の疼痛と、筋緊張への効果は結果的に、副交感神経優位な状態を作り、脈拍を低下させる。

　以上の経路から、立花療術は、交感神経の亢進と、それを上回る副交感神経の亢進を同時にもたらし、血流促進による血圧上昇傾向にもかかわらず、心拍数の減少と、主観的痛みに対しての軽減効果、そして標的部位の筋緊張の改善効果を認めるものである。

第3の経路

標的部位への関節及び骨格筋へのアプローチによる標的部位の筋硬度、疼痛の減弱とそれに伴う副交感神経の亢進作用

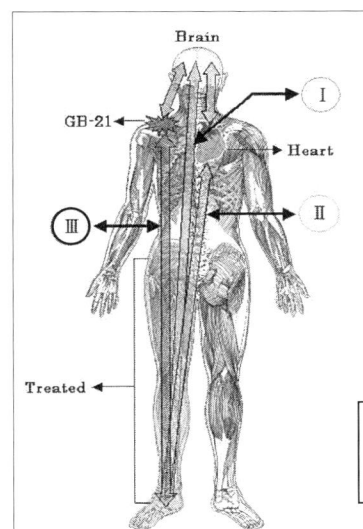

> This is a figure about the efficiency of the Tachibana-style-method conducted at GB21 in this examination: The treatment effects on Muscle firmness at the target site, pain, discomfort, and autonomic nervous system mostly via three routes.
>
> The first path-way I
> The sensory action to the brain center from the treated area by the clearing stimulus on the skin and the increase and the enhancement action on the sympathetic nerve.
>
> The second path-way II
> The effect on the cardiovascular by the muscle adjustment of manipulative treatment, the mutual interaction between the heart and brain, the emotional aspect of pain, the enhancement on descending depression, and the enhancement action on parasympathetic nerve.
>
> The third path-way III
> The ease of muscle firmness and pain at the target site by the approach to the target site (GB-21) via the joints and skeletal muscle, and the enhancement action on parasympathetic nerve, which goes to the ease.

Figure 14. The three path-way that may be effected by the Tachibana-style-method

　立花療術はこの研究で、90秒の時間で作用が発現し、筋疼痛、筋硬度ともに改善させた施術内容から3つのルートについて仮説を交え、述べることができたが、神経学だけでは刺激の伝達、作用についての説明が不足してしまう部分もある。特に中枢神経系との関わりは不明な点が多い。しかし、セント・ジョージらが提唱した全身的、統合的な量子力学レベルでの結合組織の連続体による情報の伝達システム、つまり生体マトリックスによるエネルギー医学の概念を、立花療術の手技に見ることができるのではないだろうか。それは、これまでの伝統療法に新しい風を吹き込むことになるだろう。

この研究が未だ未知な領域として存在する伝統療法に対し、総合治療への道標となるべき「治療の根拠」と、これまで公表されていなかった「客観的数値」の一端を示すことができた。そしてこの研究の結果は、科学的に説明が困難とされる伝統的な治療法にもエビデンスが得られる可能性があることを示唆している。総合治療の未来に対し、伝統をどう捉え、考え、活かし、行動するかは、「客観的数値」が最も重要な鍵となるであろう。しかしながら、「客観的数値」を出すことは、科学の力ではなく、あくまでも人の技術の上に成り立っているものであるということを付け加えておこう。

第4章
現代医療とその問題点

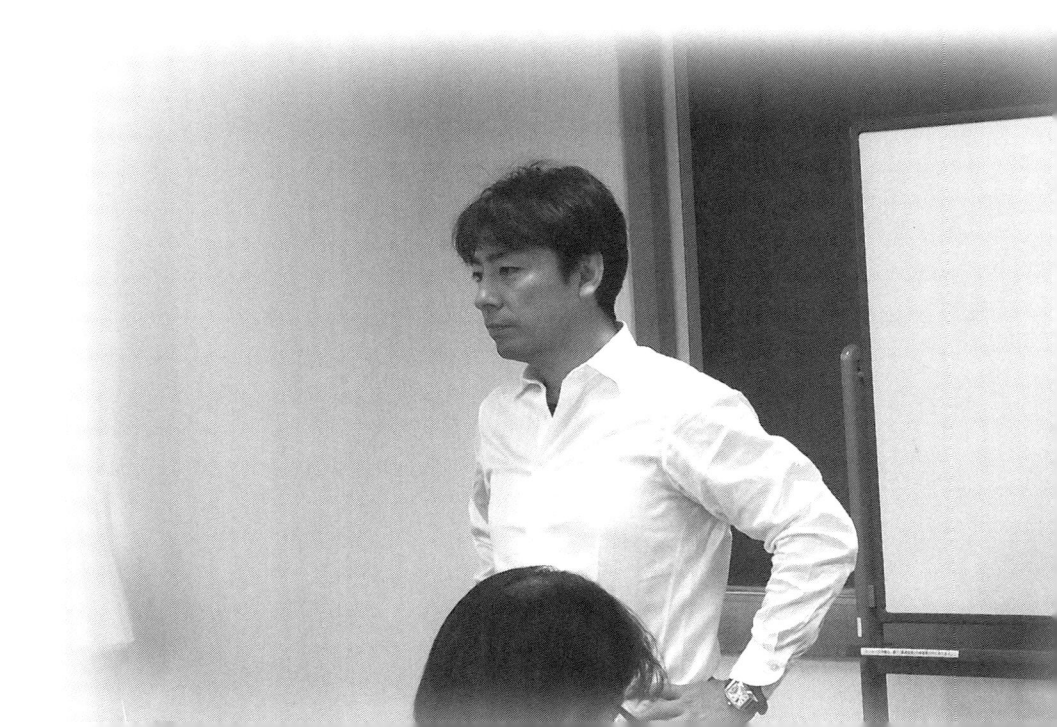

歯科的問題

　歯科の問題については、様々な暴露本も出ているが、一概にそれが正しいとは言えない。そこで、本音の部分も踏まえて、当医学会の理事であり、私の主治医でもある歯科医師、丹羽先生に書いてもらおう。

　「歯科疾患は、不可逆的であるが故に、一度カリエスに侵された部位は削除して、代替えの材料で修復しなければならない。」という理論で歯科治療は行われています。このことが、歯の詰め物の材料の問題を引き起こしているのは、周知の事実です。水銀系のアマルガム、保険金属のパラジウム、上下、左右の歯で異種金属があることによって起こるガルバニー電流、環境ホルモンを流出するというレジン。
　どれも、ほとんどの歯科医師は、自分の口腔内には入れていません。
　しかし、保険治療の範囲で選択できる材料は、これらの物しかないのが現実です。

☆歯科界の三種の神器

　こちらは、保険外の「自費治療」と呼ばれる診療のためのお話ですが、今年も4年に一度の大きな歯科大会が横浜で開催されます。
　世界各国から歯科治療の第一人者と呼ばれる著名なドクターが大勢招待され、朝から晩まで各々の講演に明け暮れる3日間。
　そして、そこには多くの歯科材料や薬の業者がこぞって出展し、最先端、最高の材料と謳われた道具が展示され、横浜パシフィコの会場は歯科関係者で一杯になります。

この大会に行った歯科医師たちは、目新しい材料を仕入れ、本や参考文献を買い、講演を聴いたドクターのセミナーに参加するようになり、新しい材料の消費も増えていきます。あるいは、気に入った高額器材を導入する医院もあり、一体どのくらいの経済効果となるのか計り知れません。そうでなくてもコンビニの数より多いと言われる歯科医院。最先端技術を導入でもしなければ、患者獲得競争に勝ち残れないという不安部分を刺激し購買意欲を煽ったそのツケは…どこに回るのでしょうか。

　これは国民皆保険では受けられない上質な治療のお話ですが…。

　では、上質な治療とは、どういうものか、まず、今の歯科界の三種の神器というものをご紹介しましょう。それは、CT、CAD/CAM（3Dコンピューターによるセラミック削り出し機器）、マイクロスコープを言います。CTは、顎骨の中をより詳しく診ることができますし、CAD/CAMは「メタルフリー」の治療の幅を広げ、セラミックの治療の料金を下げました。マイクロスコープや高倍率の拡大鏡は治療の精度を上げるのに必要不可欠なものです。

　しかし、これらの機器は皆高額（高級外車1台分以上）であり、あくまで保険適用外の治療に用いられる物です。ただ本当の意味で、その患者さんの歯科治療に必要かどうかは甚だ疑問であると言わざるを得ません。なぜならこれらを使用する治療は、オーバートリートメントと紙一重だからなのです。

☆一歯科医院には、何の経済効果ももたらさない現状維持

　歯科治療の大きな問題として、歯や歯周組織を保存する考え方が希薄なことがあげられます。現状維持する方法では、ほとんど何の経済効果ももたらさず、大きな利益を生み出すシステムにはなりません。

　歯の治療は、削ったり、詰めたり、再発して再治療（ほとんどが前の治療より大きな部分を削ることになる）したり、被せたり、はたまたインプラント手術をしない限り、経営が成り立たない世界です。ただし、それは一歯科医院の経営ではなく、それに群がる業界の経営という意味に於いてですが。

どんどん新しい器材、材料、機器を売り捌くこと、新規に開業させ、器材を揃えさせること、そのためには、歯科医師を使って新しい治療法や新規開業のノウハウをレクチャーさせます。そういうことが、過剰に関与した診療内容となっていくのです。
　一度削った歯は、必ずと言っていい程再治療となり、どんどん治療内容が大きくなり、挙げ句の果てに歯が破折して、さあ早めに抜いてインプラント治療をしましょうという流れに嵌っていくケースを多く診ました。そのためには、破折していることを確認するのに都合の良いCT機器を導入しましょうと、何千万円もする三種の神器を薦めてくるのです。
　掛けた費用を回収するのは経営の鉄則ですが、それはそのままノルマとなり、毎月何本のインプラントを埋入しましょうという医院の目標となっていることがよくあります。
　これが、今の歯科界の一番の大きな問題点だと私は認識しています。

☆国民皆保険の限界

　人工的な物は、極力使用しないようにする派と、良い材料?!（新しい）と言われる物が有るならば、どんどん使うべき派で、歯科業界の治療方針は分かれつつあります。
　果たして、本当にその「歯」は、早く抜歯するべきものだったのでしょうか？
　でも、そこには患者さん側の「歯」に対する認識も、大きく関係していると思います。ちゃっちゃと早く、安く、治療が終了すればよいという患者さんもいらっしゃいます。歯科治療は、繊細且つある程度時間を掛けるべき術式であるという認識が、そこにはありません。
　たかが「歯」、されど「歯」です。
　何本もあるから1本や2本、無くなってもどうーってことないと思っている人もいらっしゃいます。しかし、それはあまりに「無知」です。
　「歯」は1本1本、大きな存在意義があるのです。

歯科治療は、誰が思っているよりも、遥かに複雑で難しく、繊細且つデリケートな技術を要します。

　具体的には、歯を削るとしても決まった形態があり、口腔内で唾液や血液がある直視し難い状態で、形を把握し、削り、型を採るには、とてもトレーニングと時間を要し、まわりの環境の影響を受けやすいものです。ましてや肉眼で見ていては、とても治療と呼べる仕事をするのは困難だと言わざるを得ません。

　三種の神器のマイクロスコープや拡大鏡等を使用した治療は、精度はかなり上がりますが、視野が狭くなり、落ち着いた環境で、じっくり治療を進めなければならず、保険のような数をこなさなければ成り立たない診療状態では、とても導入は不可能です。またアシストする人間も必ず要するため、人件費の問題も出てきます。そのような物を導入するには、多額の資金が必要となります。それを、個人経営の歯科医師に負担せよというには、あまりにもお粗末な制度であるのが、「国民皆健康保険」です。

　私は日々臨床の現場で、いろいろな症例を診て参りましたが、下手な治療を施された歯が、歯周病の原因となり、保険の金属を入れたことによってアレルギーが生じ、咬み合わせの合っていない被せ物を入れたことで、背骨が歪み腰痛が出ることを知っています。

　私の毎日の仕事は、そのほとんどが他院での歯科治療のやり直しです。

　しかし、歯科医師も、わざとマイナスとなる行為を施しているのではなく、大学で習った通りに、言われた通りに、ある意味、皆、一生懸命真面目に働いているのだと思います。

　声を大にして同業者非難を行っている歯科医師がいますが、これは、同業を貶めて自分を宣伝している営業に過ぎないということを、賢い患者さん方には分かっていただきたいと思います。

　良質な治療を提供するには、それなりの技術を修得し、それなりの器材を揃え、それなりの時間とスタッフを確保できる環境が必要だということです。当然それにより提供される単価は高いということをご理解いただきたいと思います。

　安くて、早くて、上手な治療は、国民皆保険では得られず、それ故、再治療の

必要性が出てくるという悪循環には、歯科医師たちも苦しんでいるのです。まるで、保険外の診療を薦めることは、お金に走った悪人のように思っている純粋な若き勤務医もおり、院長と患者さんの板挟みとなり、医は忍術であり、算術ではないというところで、変な良心の呵責を感じているようです。

　そういう人や、忍術を極めようと頑張っている歯科医師たちは、常に新しい技術を求めて、毎週、毎月、土日のお休みと、薄給を削って、大勢セミナーに参加しているのが歯科医師の現状です。

☆苦しい立場に追いやられる歯科技工士

　また、歯科治療には、補綴物（歯の被せ物）の問題も大いに関与してきます。
　補綴物は「歯科技工士」という職業の者が制作するのですが、歯科医師からの圧力（安く、早く仕上げろという）を受け、保険診療の安い料金と使用する金属の値上がりの板挟みとなり、量産しなければならない苦しい仕事を強いられています。しかし、細かい作業で技術を要し、とても簡単に量産できる物ではありません。そのため、労働時間が長くなり、拘束時間も長く、身体を壊す者も少なくありません。
　歯科技工士の世界も、その技術力にはピンからキリまであります。
　高級な治療に関わる歯科技工士は、専門学校に行き、国家資格を取得した後にセラミック専門のスクールに行くなどして相当修業した人間で、保険診療の範囲の歯科技工士とは、明らかな技術の差があります。日本の歯科技工士は、とても器用で精密な補綴物を作ると言われています。しかし、上記のような理由で、後継者が減り、こういう人たちも少なくなってきているのです。
　再び虫歯や歯周病にならないために、ぴったりした補綴物を装着することは、とても重要なことです。これを作れる人がいなくなるということは、歯科医師自身も自分の首を絞めることに他ならず、また、患者さんにとっても実に不利益です。しかし、業者主導で乱立する歯科医院に、歯科技工士を守るだけの体力は残されてはいないばかりか、経費を削減するために、技工料金の安い、中国と取引

している所もあります。少し前ですが、何の金属を使用しているか分からず、金属アレルギーが出て問題になりました。

　また、先に述べた三種の神器の一つ、CAD/CAMというのは、コンピューターが削った歯の形を読み取り、セラミックのブロックをその形態に削って、歯科技工士の手を借りなくても、被せ物や、インレーなどがすぐにできるというシステムです。これは、セラミックの治療を身近なものにし、早い、安いを実現しましたが、歯科技工士の仕事は奪いました。

　患者さんにとってのメリットは、「安くて、早い」というものですが、長期性はなく、何度も再治療となる要因があります。今後は、この機械の精度が上がっていき、歯科技工士不在の歯科治療が押し進められていくようですが、実は微細な部分では、人の手に敵うモノはないと私は思います。

　歯科医師自身も体力を付け、歯科技工士の立場を守り、できるだけ早く、安く、良質な補綴物を提供できるよう、患者さん側にも、理解ある選択をしていただきたいと切に願います。

☆歯科治療の現状にハマらない方法

　では、このような歯科治療の現状にハマらないためには、どうすればよいか。
　それは、まず虫歯を作らないようにする、「予防」が大切です。
　健康の第一歩なのですから。
　具体的には、いろんな不健康を生み出す元である砂糖類を摂取しないことが一番です。
　私は全国統一「基礎医学検定」講習会で栄養学の講義をさせていただいておりますが、白くて甘い物は口にするにあらずというのが一番重要なポイントとなっています。
　歯に粘るパン食、甘いチョコレート、あめ、腸内細菌叢に影響を及ぼし、炎症状物質を出す肉食、全部あまり噛まずに飲み込め、唾液の分泌を少なくしてしまいます。唾液は、自己免疫力、自然治癒力を高める重要な存在ですので、ぜひ、

よく嚙んで、たくさん分泌することを心掛けください。

　日本人は日本食に帰りましょう。

　粗食を心がけ、精白していないお米と身近な土地で穫れた野菜とともに、発酵食品であるお味噌と納豆と梅干しと、近海の小さな魚をよく嚙んで、唾液をたくさん出してありがたくいただけば、歯科治療の深みにはまることもなく、また大病にも縁がなくなることでしょう。それに酵素たっぷりの生野菜、くだものも免疫力を上げるのでたくさん摂り入れて下さい。

　そして、歯並びも軽く考えないでいただきたいです。歯並びの良し悪しも虫歯や歯周病のリスクに関わり全身へと影響します。

　すべては身体の一部分、全部つながっているのです。

　また、体の使い方も大いに関係しています。

　口を閉じて、鼻で呼吸することを心掛けましょう。

　「舌は下ではなく、上に」

　上顎前歯の裏にあるようにして、お口は食べる時、話すとき以外は、閉じているようにしてください。

　また、最近分かりつつある問題として、口腔内の感染症が全身疾患に関与しているということがあります。歯周病菌や根管内にいる細菌が、全身に周り、リウマチやガンなどの原因となっているというものです。

　先にも述べましたが、歯周病の原因は、多くは患者自身の口腔内清掃が不十分だからと言われていますが、実は、不適な補綴物や不適切な咬み合わせなどによっても罹患しますし、また、根尖性歯周炎は、不適切な根管治療により発症するものです。根管治療の保険点数が低すぎることもその一因となっています。

　根管の治療には、お金と時間はかかるものだと思ってください。根管治療に至るような状態にしないことが、一番です。

　とにかく、一度削ってしまうと歯は元には戻らず、一度神経を取った歯は、病原菌を抱える臓器となるということを認識してください。

　そういった意味でも、歯科疾患はすべて不可逆性なのです。

毎日口にする食べ物、飲み物に意識を向け、自分の体をいたわること、清潔に保つことが、明日の健康の第一歩となります。
　「失って、初めて分かる、有り難さ」では、遅いのです。
　どうぞ、ご自分の歯を大切に！
（※ 各論的な歯科の問題として、歯科材料や、インプラントのことなども社会問題化しておりますが、様々なケースがありますので、セカンドオピニオンとしてご相談は各々受けさせていただきたいと思います。）

☆代替医療の世界も、どんどんエビデンスを出すべき

　最後になりましたが、私が日本鍼灸療術医学会と関わるようになったきっかけをお話したいと思います。
　いろいろ歯科の問題点を書いてきましたが、私自身は、あまり歯を削らない、抜かない、大きな手術を要しない、M.I.治療（Minimal Intervention）というものを方針としています。そのため、レーザーやオゾンといった侵襲性の低い機器を好んで使用し、自己免疫力を上げるために、プラセンタや鍼治療を用いています。

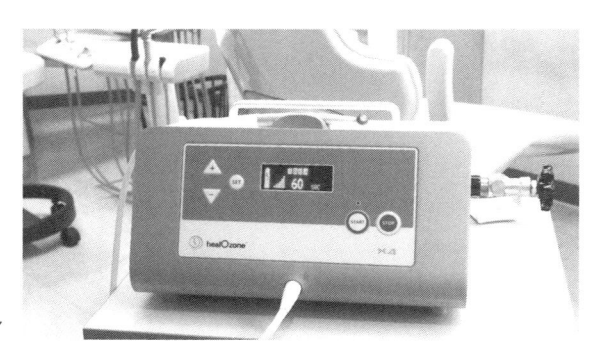

ヒールオゾン

　顎関節症一つをとっても、歯科治療によって引き起こされたであろう症例がたくさんあり、顎関節の動き、痛みは1本の鍼でかなり改善される場合があります。また、それは、身体全身に影響し、いろいろな症状を引き起こすことがあり、歯

科医師も全身についての知識をより一層深める必要性を感じておりました。そこに、代替医療で世界初のE.B.M.に基づいた論文を出している立花会長を知り、鍼治療のテクニックの素晴らしさと、身体の構造をきちんと理解した上に成り立っている整体術の理路整然とした、プラセボ効果のない実力に感動し、弟子にしていただいた次第です。

　また、私は日本鍼灸療術医学会の理事として、現在の日本の健康産業の実態をいろいろと見る機会がありましたが、「セラピスト」に属する民間団体が認可している資格をお持ちの方々は、ご自分がリラクゼーションを提供しているのだから、身体についての知識等は医療従事者とは異なり、それほど必要ないとお思いの方が大勢いることを知りました。これは、実にとんでもないことです。

　「知らない」からこそ、怖さも感じず、医療従事者なら施術は禁忌である身体の状態にある方々にも、平気で施術を行っている人がいることに愕然としました。身体の構造、作用は、知れば知るほど謙虚になり、常に学び続けなければならない程、たくさんのパターン、ケースがあるという医療従事者では基本となる認識があまりにもないのは、身体を簡単に捉えてセミナーなどを開催している民間団体のトップがそのように吹聴しているからだと思います。

　教える者の知識もお粗末なのではないでしょうか。私たち医療従事者は、常に科学的根拠に基づいた理論と手法を学ぼうと、セミナーに出ない月はありません。それを、僅か数時間で身体が治るというような内容のセミナーが開催されたりしていることは、非常に不愉快と言わざるを得ません。

　しかし、エビデンスあるものの他にも効果的な術式が存在しているのは確かです。本当に、自分の採用している手法に効果があると信じているのなら、代替医療の世界も、どんどんエビデンスを出すべきだと思います。

　今、私は日本鍼灸療術医学会で「咬み合わせ」の研究もしています（132ページ参照）。

　ほんの少しの頚椎のズレが、咬合に大きな影響を及ぼすことが分かっています。歯科疾患においても、自己免疫力・自然治癒力を高めることにより予防できることがたくさんあります。それには民間療法も大いに役立つと思っています。

今後も民間療法の実力に期待して、共に協力を深めていきたいと思います。

　歯科の世界も、リラクゼーションの世界も、代替医療の世界も、簡単ではないかもしれませんが、真実を学び取り、患者さんのためになることを真剣に考えて技術と知識を学んだ者が生き残り、まがい物が自然淘汰されていくのが一番だと思います。

　それには、術を受ける患者側も判断を下せるような基礎的知識を持ち得ることが重要だと考えます。

　一般の方々も、ぜひ基礎医学講習会にご参加され、身体の知識を得て、賢く医療やリラクゼーションの世界と関わられることをお薦め致します。

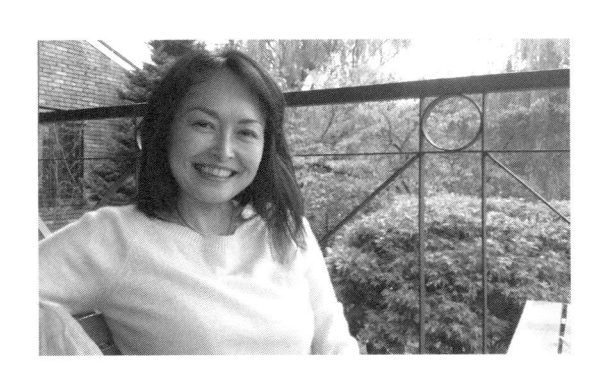

歯科医師　丹羽祐子

　歯科医師の業界も、このように多くの問題を抱えている。

　さて、いったい医療は、誰のために行われているのだろうか。

　人は古来から、貨幣経済を生き抜いてきたのだが、それは人の命に優先、または健康と引き換えに発展するべきでないことは、当然ながら医の倫理として忘れてはならない。

現代医療の問題

☆未だ解明されていない病症の発現要因

　封建的な医師の世界に、代替医療の話を持ち出すことは、ご法度であった。それは現代医療に、エビデンスなき代替医療等が入り込むことによって起こる弊害や、これまでの医師主導による医療体制の崩壊、消費する薬剤の減少などが懸念されるためだからである。

　西洋医学は、現れた事象に対しての処方や処置が施され、治癒過程に至るまでを統計的に把握しているが、実際病症の発現については、未だ解明されていない何らかの要因があると思われる。

　「病」が人それぞれ千差万別に出現するのに対し、現代医療は科学的根拠によって治癒する過程が解析され、データがマニュアル化しているが、1＋1＝2以外の答えには対応できない。医師はマニュアルに従い、患者の身体にほとんど触れることなく、検査データを頼りに処方箋を書く。そして、必要であれば体の一部を切除するという荒療治も行われる。もちろん、そのことにより命が助かっていることを否定するつもりはないが、根本的な治療法であるのかという疑問はいつまでも残る。

　100年程前まで、ヒトは虫垂炎での死を余儀なくされていた。その治療の内容は、炎症によって虫垂に穴が開き、お腹の中に貯まった膿を体外へ排出するというものだった。

　虫垂炎の本格的な治療は、当時医療後進国であったアメリカで発展する。1886年、ハーバード大学解剖学病理学教授レジナード・フィッツが「盲腸周囲炎」で死亡した患者を解剖した結果、その原因が虫垂にあることを突き止め、アメリカ医学協会の講演で盲腸周囲炎の治療法として虫垂切除の必要性を主張したが、医

師の賛同は得られなかった。しかし、虫垂炎は手術や抗生物質の投与を行わなければ、50％を超える患者が死亡する深刻な死の病だったのだ。

1900年頃になると、虫垂炎の初期に右の下腹を押すと圧痛点があることを発見したチャールズ・マックバーニーの努力により、早期に虫垂炎を発見できるようになり、虫垂切除を行うことができるようになった。このため、虫垂炎の死亡率と合併症率は劇的に低下する。

しかし、未だに何故虫垂炎を発症するのか、その予防法などは確立されていない。

また、西洋医学的手術を受けた患者の半数以上が、その後の身体に何らかの不自由を感じていることも確かだ。傷跡が攣る、動きに制限を受けるなど、命を脅かす病気は去ったが、QOL（生活の質）は下がってしまい、その状態で術後何年も過ごすかと思うと憂鬱になっている。

そのような現状から、最近では医師の中にも、代替医療を積極的に取り入れようという動きがある。

代替医療には、行きづまった現代医療にはない、伝統的で、自然で、人に優しいイメージがあるからだろう。

例えば、東洋医学は「水」を使い分ける。甘くて毒性がなく、暁の気が露となり、水面に溜まった水を「井華水」と言い、患者の陰の気を補うのに使う。また、風痺の治療には「菊花水」、疲労には「甘爛水」、骨痛には「温泉水」、偏頭痛には「冷泉水」など治療に使う水は33種類あり、飲んで良い水と悪い水を細かく分類している。実に緻密で、自然を敬った思想だ。

☆自然界との調和を無視して発展してしまった現代医療

現代医療は、根源的な自然界との調和をあまりにも無視しすぎて発展してしまったのではないか。

医師も西洋医学に限界を感じてきているのか、鍼灸や、アロマ、果てはスピリ

チュアルなことまでも応用するドクターが出てきている。そのことが、今の風潮となり、医師の書いた健康増進本がたくさん書店に並んでいるが、実際の所、臨床研究としては、レベル4にも満たず、噂話の域を脱しないものが多い。しかし、西洋医学によりQOLの低下した人には、藁をも摑む思いのものとなっており、西洋医学否定の代替医療至上主義の「無知なセラピスト」たちも、こぞってその話を信じている傾向が見受けられる。

　実は、これも多くの問題を抱えている。つまり、「医師」と名の付く人の書籍であれば、すべてにエビデンスが存在していると勘違いしているのだ。それは誤りだ。論文など出ていなくとも、出版はされ、宣伝に乗る。医師本の裏には、必ずと言ってよい程、企業の匂いがするのは、何故なのだろう……。

　つまりセラピストたるや、自分のクライアントさんに伝える前に、その本の内容の正否を判断できるように、基礎医学知識を学ぶ必要があると私は言っているのだ。

　代替医療は、体に触れる医療だ。何よりも体の異常を早急に察知でき得る、実は古くて新しい医療、つまり最先端医療の一つだと私は考えている。最先端医療とは、病を発見治療するということよりも、予防することにあり、日々体を最善の状態に保ち、その状態を長く維持することなのだ。そのためには、体の声に耳を傾け、不定愁訴をないがしろにしないことが大切である。（ただそこには、客観的な体の見方が根本になくては、「医療」にはならないことを忘れてはならない。）

　今現在、医療の現場での代替医療と現代医療の関わり方であるが、患者は体に異常が現れてから（病を発症してから）西洋医療に掛かり、様々な経過をたどり、慢性疾患などの場合は二進も三進もならない状態で代替医療に回って来るケースがほとんどである。

　だが、代替医療はそもそも、病を発症する前に先手を打つ療法であり、予防に役立つ医療だ。つまり、日々の体の状態を把握するために体に触れる代替医療があり、日々の体の乱れをリセットするために利用されることが、本来の代替医療

の姿だ。現代医療だけに依存しない健康法を具体的に考えていく必要性がある。その上で、予防措置として健康診断などの医療機関を利用することが必要である。

例えば、足裏やふくらはぎのマッサージを受けただけでも血圧降下作用は起こることを考慮すれば、降圧剤を常用するより遥かに健康的である。

人の体は、常々、「お手入れ」を要するものだと実感する。

口に入れるものしかり、体の使い方しかりである。

☆毒をデトックスするキレーション

先に述べたように、何故そのような病を発症したのかという原因を考えるにあたり、生活環境に目を向けない訳にはいかない。

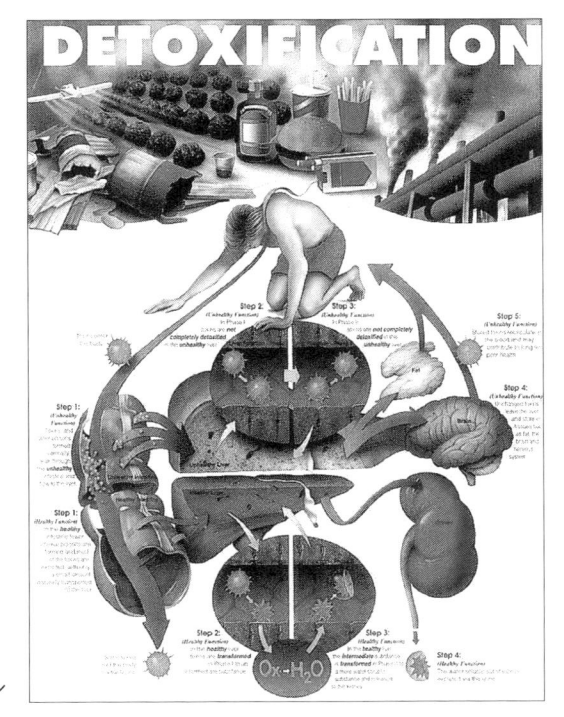

キレーション

化学物質は約3000種類ある。人間が合成、加工している無害であるはずの化学物質は、1年間に約1000種増加し、これらの化学物質の廃棄物や燃焼などにより生じる非意図的生成物が発生している。その代表的な物質の一つはダイオキシン類であり、我々は常に人が作り出す様々な人工環境に常に曝され、有害物質に脅かされながら生活している。有害物質による大気汚染はSPM（浮遊粒子状物質）や光化学オキシダントによる健康被害が懸念され、SPMの粒径2.5μm以下では肺の深部まで到達する。

また、都市排水と不当投棄により浄化能力を失った海洋汚染の問題や土壌、井戸汚染など、地球環境問題はますます深刻になっている。加えて農薬や食品添加物の問題も含め、病を発症する基盤は常に出来上がっているのだ。この点から、体に溜まった毒をデトックスするキレーション等の治療も健康維持に大いに役立つであろう。

現在の医療における代替医療は、「統合医療」と銘打って医師主導で推し進められているが、デトックスや健康維持、対処療法にも自分でできることや、代替医療で行える方法もある。このことから、民間療法や代替医療を医師の都合に合わせ、医療の傘下に統合するための統合医療ではなく、健康の基本である「食」を通じて身体を総合的にメンテナンスし、医療との連携を強化するための「総合治療（総合医療）」が必要である。

ただし、病気に対してはあくまで謙虚に、代替医療を行う者は少しでも患者の身体の異常を察した時は、迷わず医師の診察を進めるよう心掛けていただきたい。これが㈳日本鍼灸療術医学会の「総合医療」（総合治療院構想）を行う上での前提となるものだ。診断は医師にしかできない行為であることを忘れてはならない。その上で、患者の意見を傾聴し、総合的に施術の種類や継続を判断できるようなスキルが求められる。

代替医療的問題

☆医師の行う代替医療は正しい？

　代替医療と民間療法、いずれも経験的に効果が得られたという一点によって成立した「伝統療法」である。これまで、治効作用の根拠を求めようと試行錯誤を繰り返し、経験的に積み上げられた術式にもエビデンスが定まらず、それを医療の場に持ち込むことなど到底できなかった。科学が進歩した現代に於いて、代替医療、民間療法はこれまで何一つエビデンスを示せずにいたのだ。

　今回の研究において、その一端を科学的根拠によって示すことができた。
　それは、封建的な日本の代替医療業界、医療業界の常識を打ち破り、国際医学論文として誰もが閲覧できる公平な場に立てたことになる。

　知識のないセラピストの場合、医師が行う代替医療は何でも正しいものとして容易に受け入れる傾向が強く、このことを利用するセミナーは多発している。また、そのほとんどの療法のエビデンスはなく、最初から最後まで仮説で診断し、仮説で治療、もしくは施術することになる。
　経験的にその療法が良い効果を上げていると思うのであれば、それはとても良いことではあるが、代替医療全体のためにも、やはり客観的なデータを出すべきである。医師が書いている本も、身体のことを勉強したことのないセラピストが一読すると、根拠があるに違いない、間違いはないだろうと思い込み、それを鵜呑みにして患者に行った行為が、とんでもない事故に発展するケースもある。

　各種民間療法を行う治療家やセラピストは、自分たちの行う療法が最も良い効果を上げているに違いないという錯覚に陥りやすい。なぜなら、上記のような仮

説によるセミナー等によって、都合の良い部分だけを教えられ、信じ込まされているからである。また、他の療法と効果を比較するにも、公式な研究によるデータがないため、治療効果を客観的に把握することができない。

　民間療法を否定している訳ではないが、ここで言いたいことは、やはり人の身体をきちんと学んでから、人の身体に触れようということだ。基礎医学を学んでいない、人の身体に対する知識のないセラピストは、前述のような仮説に基づいた療法のセミナー等のよい餌食となるだけでなく、これまでの科学的根拠に基づいた現代医療全体の否定と、未知なる多大な可能性を秘めた代替医療の発展を阻害してしまうのだ。

　付け加えて言えば、ウォーキングやアロマテラピー、ヨガ、タイ古式マッサージ、ピラティス、スピリチュアル、リンパマッサージ、整体、カイロプラクティック、アーユルヴェーダ等、様々な民間療法や代替療法の協会や学会、組合等に加入したい場合、そのトップは何の資格に基づいてその療法を行っているのかは、確認して所属するのが望ましい。

　近年「資格」と称して、様々な講座が開催されているが、その多くは、ノーエビデンスであり、大枚を叩いて学んでも、本当に効果的であるか否かの判断がつかないものがほとんどである。

☆代替医療の臨床研究が進まない理由

　代替医療の臨床研究は日本国内の学会レベルではかなり行われているが、ほとんどは主観的な臨床報告、研究といったものが多い。

　代替医療の研究は、実際のところあまり進んでいないのが実態である。その理由の一つとしては、ヒトの体を使っての臨床研究を行う場合の規定が厳しく決まっているからである。ヒト実験を行う場合には必ず公的な機関（医療機関等）で行わなくてはならず、その医療機関の倫理審査委員会の承認が必要となるのだが、根拠がないと言われる代替医療の実験を、患者を使って行うことに協力して

くれる医療機関は、当然のことながらほとんどない。

　㈳日本鍼灸療術医学会は、代替医療の臨床実験を行い研究するために、2012年3月、厚生労働省に「代替医療に関するヒト実験倫理審査委員会（IRB番号12000042）」として登録され、現在、「脊柱の変位パターンと疾患の関連性」についての研究を行っている。この研究は診断学にも大きな影響を与える可能性があり、重要な研究となるであろう。
　尚、当医学会の倫理審査委員会は、医療関係の企業や、治療家による代替医療や民間療法等においてのヒト実験を行う際の窓口となっている。
　これは、代替医療と民間療法のヒトを対象とした比較実験を行った当医学会だからこそ、臨床研究の必要性を痛切に感じ、今後も研究を続けていくことが、仮説で成り立っていると言われる代替医療、民間療法を、「本物の治療法」に昇華していくための必須事項となるものだと確信している。
　本来研究とは、偏りのない、中立な立場で行われることが望ましいが、企業の利益や誰かの利権の裏付けのための研究がまかり通っていることは事実である。そのような中で、我々の研究が国際医学論文となったことは非常に感慨深いが、今後も、これに続く研究をし続けていくことが重要だと考えている。

第5章

次世代医療の実現に向けて
〜民間療法の発展なくして医療の発展なし〜

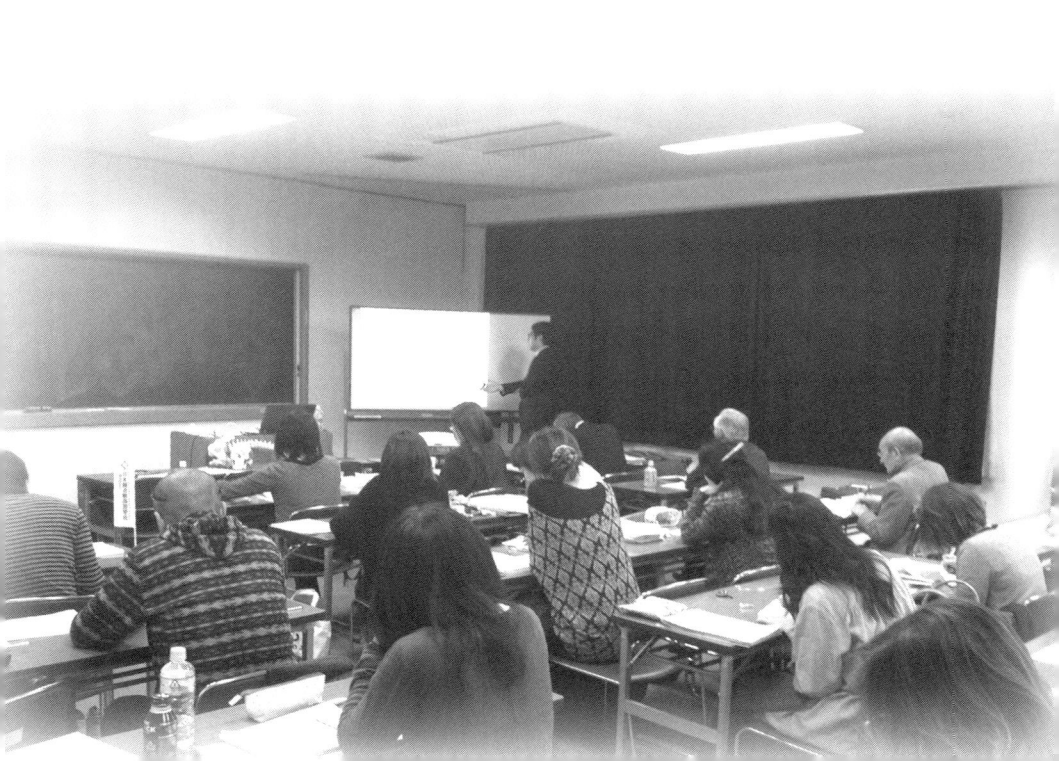

暗黒の西洋医学の実態とその歴史

☆アメリカの初代大統領、ジョージ・ワシントンも瀉血の犠牲者

　古代ギリシャの時代から200年程前まで、医療は瀉血や根拠のない治療により、多くの犠牲者を出した。瀉血とは皮膚を切開し、血管を切断し澱んだ血液を抜き取ることで、症状の改善を求める治療法だが、ヨーロッパ全土で行われ、病院には血液の悪臭によりハエが群がっていたという。

　このような瀉血の治療手段は体液病理学説によって、近世まで西洋医学を支配しており、アメリカの初代大統領、ジョージ・ワシントン（1732-1799）は血液の半分を瀉血により抜き取られた犠牲者である。フランスの劇作家で俳優のモーリエール（1622-1673）も肺結核の治療のために1日に4回も瀉血を受けて死亡している。しかし、当時は瀉血の有効性を医療界が認めていたため、その有効性を公正に判定する評価法が必要であった。

　瀉血の有効性については1809年、ポルトガルでの半島戦争に従軍中のスコットランド人軍医、アレクサンダー・ハミルトンが行ったRCT（無作為比較試験）によって初めて検証された。

　その比較実験は、対象となる366人を3つのグループ（3群）に割り付けして行われた。

①A群：ハミルトン医師が瀉血を行わずに治療した
②B群：同僚の医師が、瀉血を行わずに治療した
③C群：他の医師が、乱切刀を使って瀉血を行う従来の治療をした

　その結果は、

①A群の死者は4人
②B群の死者は2人
③C群の死者は35人

となり、瀉血を受けた群の死亡率は瀉血を受けなかった群の約10倍であり、瀉血は命を奪うものであることが確認された。
このように迷信に近い医療が世界中で行われていたのだ。

☆世界で初めて行われた対象比較試験

世界で初めての対象比較試験が行われたのは1746年。英国海軍のソールズベリーという軍艦にジェイムズ・リンド（1716-1794年）というスコットランド人の海軍外科医が乗り込んだことによるものだった。

それまで、長い航海によって引き起こされる「壊血病」は、水兵の歯肉を腐らせ、歯を脱落させ、頬は硬く腫れ上がり、息は臭く、脱力感と体重減少、鈍痛、感染への抵抗力の低下、低色素性貧血などの症状であり、17世紀から18世紀にかけて猛烈に恐れられていた病気である。

ジェイムズ・リンドは翌年1747年に壊血病患者12人を集め、2人ずつ6つの組に分け、それぞれ異なる治療を施したところ、オレンジとレモンを与えた組の水兵の症状が目覚ましく回復し、完治することを認めた。これが世界初の医療の比較対象実験だ。

このオレンジとレモンを食べさせるという現在のビタミンCを補う治療法は全くの当てずっぽうだったと考えられる。ビタミンの概念は20世紀に入ってからなので、ジェイムズ・リンドは自然療法、つまり代替療法を試したことになる（ビタミンCを生体内で合成できないのは、ヒトやサル、モルモットなどに限られている）。ジェイムズ・リンドはこのように予防医学と栄養学の実践に尽力し、イギリス海軍の衛生学創始者となる。

ところがジェイムズ・リンドは内気な性格だったらしく、1753年に「壊血病に

ついて」という400ページもの本をまとめたが、自分の研究を発表することはしなかった。その結果、壊血病は猛威を振るい、英仏7年戦争が終結する1763年頃までに、多くの水兵の命を奪った。戦いで命を落とした水兵1512名に対し、壊血病で命を落とした者は約10万人にのぼっている。

　1780年、ジェイムズ・リンドの功績はカリブ海で英国艦隊に勤務していたギルバート・ブレーン医師（1749-1834　スコットランド出身）の目に留まった。ジェイムズ・リンドが行った1747年の比較対象実験から33年が過ぎていた。この頃、ギルバート・ブレーンを乗せた英国艦隊は水兵1万2019人と共に、西インド諸島に向かうが、戦闘で命を落とした者60人に対し、1万5018人の圧倒的多数が壊血病で命を落とした。そこでギルバート・ブレーンはジェイムズ・リンドの研究結果に基づき、レモンを食事に導入し、壊血病の死亡率を激減させている。
　そしてギルバート・ブレーンは、加熱しない果物が壊血病治療の根拠となることを確信した。
　1795年3月5日、英国海軍傷病委員会は、1日に約20ccのレモン果汁を支給すれば、壊血病から水兵の命を救うことができることを認めた。
　現代医療はこのように、たとえ理由が分からずとも、治療効果があるのであれば、それを医療として認めるという姿勢を示した。

　しかし、瀉血など旧来の治療法を信奉する保守的な医師たちは、「自分が知りたいのは、大勢の患者集団にどんな影響があるかなどではなく、目の前に横たわる一人の患者をどう治すかだ」と述べ、根拠を裏付けるための「数量的方法」を非難する保守的な医師たちの強い抵抗に対し、臨床試験を推進するフランスの医師ピエール・ルイは、次のように反論している。
　『類似のケース全般についてあらかじめ有効性が保証されていないかぎり、よりよい治療法、すなわち成功率の高い治療法を用いることはできない。……統計の助けがなければ、真に効果のある治療はできない』（代替医療のトリックより）

また、臨床試験は、患者を実験台にしているとの批判に対して、スコットランドの医師アレクサンダー・マクリーンは、『試験を行なわずに済ませようとすれば、医学はいつまでたっても、効果がなかったり、危険だったりする未検証の治療法の寄せ集めにとどまらざるを得ない』。また、科学的根拠なしに行われる医療行為はすべて、『われわれ人間の生命に対する、たえまない実験の連続である』（代替医療のトリックより）と反論している。

　このように、200年以上前の西洋医学と、現在の代替医療を重ね合わせれば、何をすべきかが読み取れると思う。
　臨床試験が現代医療にもたらした功績は、代替医療者も、民間療法を行う者にとっても必要不可欠なものであり、個人の臨床経験や、実績も大事ではあるが、それ以上に代替医療を発展させるためには、エビデンスを追究する姿勢と、それらの発表ができる場を持つことである。
　この点において、日本鍼灸療術医学会は、その名の通り、鍼灸師と療術師（セラピスト）さらに医師による調和のとれた未来志向の医学会であり、「代替医療に関するヒト実験倫理審査委員会」（IRB番号12000042））として厚生労働省臨床研究倫理審査委員会報告システムに登録され、臨床データ収集や、臨床研究をも行うことを事業の一部としている。

治療の神髄

☆必要なのは、体の「声」を感じ取るスキル

　顕微鏡の世界は実に神秘的である。人間の目では確かめることのできない想像以上の宇宙が広がっている。人体は数10兆個もの細胞から成り立っているが、基本的構成要素として、上皮細胞、筋肉細胞、神経細胞、線維芽細胞、骨細胞という5つの種類から成り立っている。そして、これらの細胞がまとまって組織となり、消化器系、呼吸器系、神経系、リンパ系、泌尿器系、内分泌系、外皮系、骨格系、筋系、心臓血管系、生殖器系といった11の「系」となる。

　医師はこれらの細胞や組織、「系」の検査データを診て診断するが、患者の状態を視診し、触診を行うことによってかなりの情報を得ることができる。
　例えば皮膚知覚帯を示したデルマトーム（dermatome）は脊髄疾患が脊髄のどのレベルにあるのかを診断するのに役立つ。帯状疱疹はデルマトームに沿って発症し、内臓疾患における関連通（ヘッド帯）も、デルマトームに出現することが多い。東洋医学では「脈診」という診断方法もある。さらに、解剖学的触診技術を応用した整形外科的検査法は、医師のみならず、鍼灸師や整体師など、療術を行うすべての施術家にとって、命の綱とも言える基本手技となっている。そしてこのような触診技術を応用し、施術家は臨床の現場に立ち続けている。
　医療現場では触診技術に時間を裂くことが難しいが、療術師は触診することにより、患者さんの体の状態を把握することができる。そのため、そのスキルを身につける重要性は高い。そこには、検査データには現れない体温、体の重み、硬さや、実に微細なその人の感情までもが伝わるような体の「声」を感じ取るスキルが必要なのだ。

2012年、皮膚の動きに関して㈳日本鍼灸療術医学会は、皮膚＞筋膜＞筋＞骨という身体に対する影響を調査した。その結果、皮膚の流体運動に関して、鍼一本を腰部に3センチ程刺鍼し、背中表面の動きの経過を観察すると、下図のような変化が起こることが確認された。皮膚は動くのである。

刺鍼比較

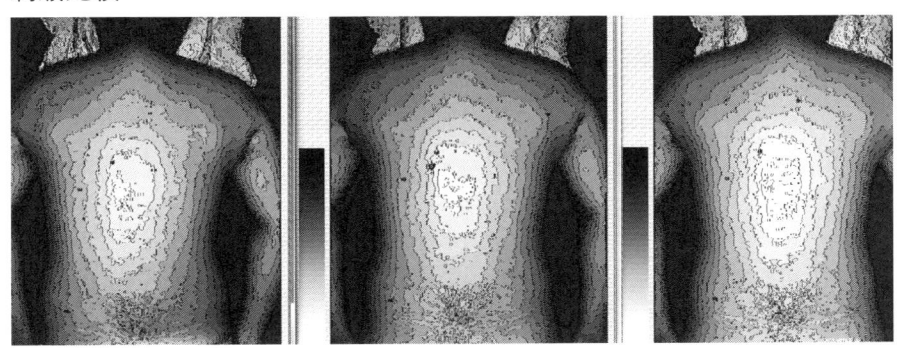

　実際に皮膚が体表を動く様を、果たして目視により確認した施術家はどれくらいいるのだろうか……。初歩的と思われる皮膚の動きについて、本当のところはどのように動いているのか、調べてみたという文献もなく、実は身体について、調べ足りないことばかりだと私は思うが、誰も確認しようとはしないことが不思議である。しかし、実のところ、こういったことが、身体については一番重要なことなのではないかと思う。

　私は、流体運動のように、皮膚が脂肪組織と筋膜との関係を維持しながら一日に何回も運動を反復して行っている可能性があると考えている。そして、この皮膚の流体運動が切り傷や手術痕などによって妨げられた場合、おそらく筋や骨にまで影響を及ぼし、それが身体全体に波及して行く可能性があるのではないかと考えられる。
　また、皮膚運動の変化については、関節が離れれば逆方向に、回旋では同方向

に動くという物理的抵抗だけではなく、生体マトリックスなどの神経作用が関わっているとも考えられる。

　この「皮膚の流体運動」の研究も、医学の世界に大きな波紋を投げかけることであろう。

☆検査データに現れない微細な異常を見つけられるのが療術師

　さらに、検査データで体の内部で起こっていることを知ることは大切であるが、検査データに現れない微細な体の異常を、実は触診技術のある療術師が一番先に見つけているかもしれないと言える。これらは、代替医療の真価につながる。それ故、安易に、簡単に、ヒトの体に触ったり、施術を施すことは御法度である。

　人は生まれてくるとき、成長過程においても、誰一人として同じ条件ではない。それはその人の生き方や環境によっても差が生じる。その差は、体表に表れ、筋骨格系、神経系へと波及するのである。ヒトの体は実に繊細で、微細である。だから、施術者も神経を研ぎ澄ませ、精妙な体の声を聞く耳を持たなくてはならない。

　例えば、精神科で扱われる疾病についての診断と治療については、100年程前からほぼ変わらない現実がある。われわれの施術を受けに来る患者さんの中にも、自律神経失調症という診断名を持っている人も少なくない。薬に頼りたくはないが、断薬する怖さも感じている人が、鍼灸など東洋の神秘に頼って来る場合も多い。私は何人かの精神科医に、患者の体に手を触れて、何かを感じたことがあるかと尋ねてみたが、そういうことはしたことがない、分からないという解答だった（次ページの写真は気分障害患者の背中）。

　現在、内科に於いてもお腹を触診することはあったとしても、体全体のバランスを見たり、経絡治療や整体を施す医師はあまりいない。医師も体を多く触っている整体師から学ぶこともあるであろう。

　元来、医学とは、こういう所から発展して行ったのではないだろうか……。

気分障害患者の背中

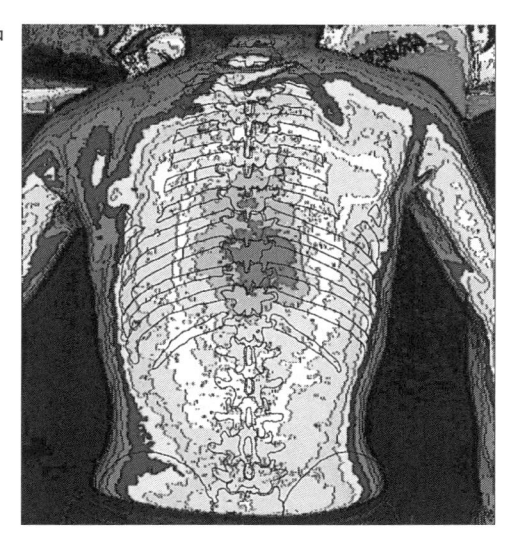

　私は言いたい。メスやクスリは一度机の上に置いて、もう一度人の体をよく観察して見てほしいと。
　療術師は医学を学び、医師は整体を学ぶということで、医療の現場がより高いスペックを持つようになるのではないだろうか。
　このような問題を提起し、㈳日本鍼灸療術医学会は研究を続けている。

「医学を学ばずして、人の身体に触れるべからず」
「整体をわきまえずして、医師と名乗るなかれ」

　　　　　　　　　　　　　　　　　　　　　　　立花 和宏

総合治療院構想─「総合医療」と「統合医療」─

　人の尊さは、身分ではなく、「心」次第である。
　尊い志を抱け。志が尊ければ、尊い人になれる。

☆現在の医療の中に代替医療を組み込む

　図5-1を見ていただければお分かりいただけると思うが、現在の医療と代替医療の関わりを表している。図5-2は統合医療の構図である。

　統合医療とは、現在の医療の中に代替医療を組み込む考え方である。病院などで代替医療が行われた場合、院内がリラクゼーション的な雰囲気になることは大変良いことだが、果たして医師は、代替医療を自分の手で行ったことがあるだろうか。実際に患者の体にどれほど触れたことがあるだろうか。
　最近ではこういったことから、医師が鍼灸やカイロプラクティックを自分で施術している所も見受けられるようになった。患者の顔も見ずに、パソコンとにらめっこしている場合ではないのである。
　そもそも代替医療は、西洋医学とは効果の引き出し方が異なる点や、施術内容、学術的にも相違があることなど、相容れない要素も多い。人の身体を治癒させる点に於いては、西洋医学も東洋医学も目的は同じであるが、それぞれの良い部分を使い分け、取り入れることが患者にとって一番良いことなのではないだろうか。

　㈳日本鍼灸療術医学会は患者にとってのベストな治療、治癒への一番近道であるより良い代替医療を模索し、提供することを目指している。

図5-1 現在の医療と代替医療の関わり

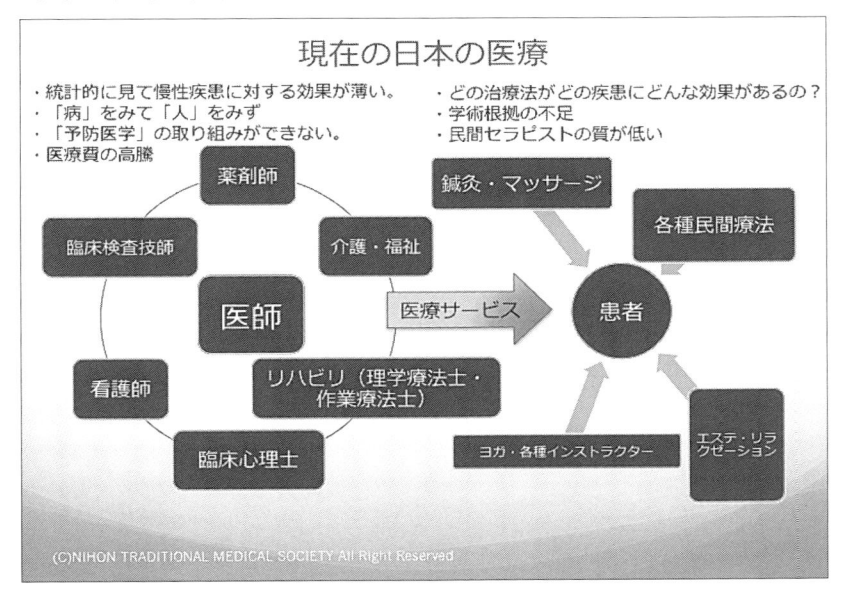

図5-2 統合医療の構図

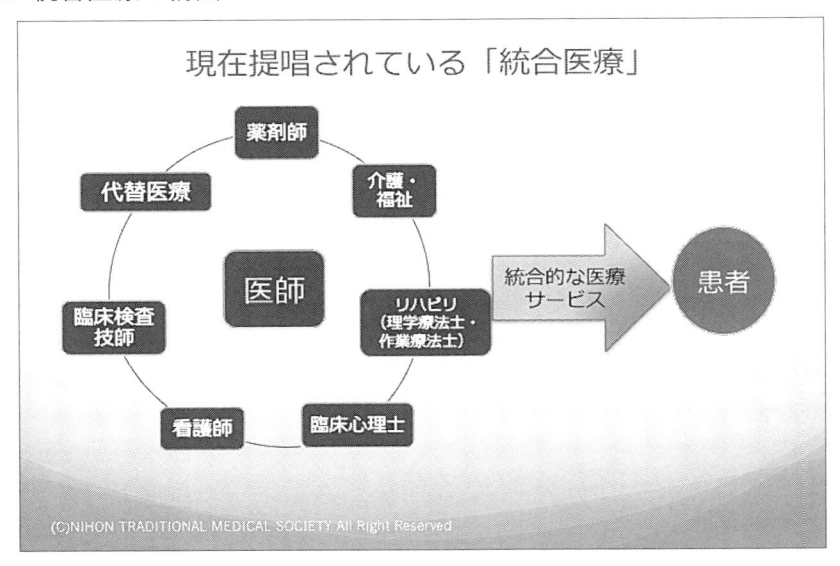

それが、総合治療院構想であり、患者にどの代替医療が最も適しているか、また各種療法との組み合わせや効果等を客観的に把握し、的確な代替医療の施術を受けられるよう提案する、「代替医療診断師（仮称）」のシステムを構築中である。
　例えば入院などが必要な患者に対し、代替医療診断師は症状を診て、午前中は鍼灸等を行い、昼過ぎには整体、アロマ等、夕方は温熱療法、夜には心理療法といったような治療の組立をするのである。このようなスキルを持つ人間がいれば、患者にとってどれほど心強いだろうか。そういう人間を育てることにより、総合医療は実現する。

☆「食」を根本から考える

　また、「食」に関しても、食は薬と言われるように、食の法則に則った安全な国産の材料を仕入れるために、生産者とつながることにより、患者のための最善の「食」を供給することで、治療のための対応は万全となる。これが総合治療であり、そのガイドラインは㈳日本鍼灸療術医学会が作成している。
　総合治療（総合医療）と統合医療のもう一つの大きな違いは「食」を根本から考えている点にあると自負している。

　「統合医療」は、代替医療を医師の傘下に組み込む構図となっているが、医師と対等に一人の患者の状態を慮る代替医療に精通した人間がいれば、「総合医療」として、その役割を分担でき、より患者に則した医療が可能となるはずである。
　そして、「代替療法や民間療法、伝統医学で臨床に携わる人間が互いに協力すれば、無限の可能性が広がり、クライアントの大いなる利益につながる。これが「総合治療院構想」である。

　次ページに具体的な総合治療院構想の1例を挙げてみた。

■総合治療院

- 手技療法科（整体、カイロプラクティック等）
- 鍼灸科（鍼、灸、カッピング等）
- マッサージ科（リンパドレナージ、小児マッサージ等）
- アーユルヴェーダ科
- アロマテラピー科（アロママッサージ、ハーブティー）
- ボディーワーク科＝身体活動科＝身体技能科（気功、太極拳、ヨガ等）
- 温熱科（温熱療法、アイロン療法、ホットストーン等）
- 生薬科（サプリメント等）
- 温泉物理療法科
- 電気治療科（高周波、光線療法）
- 心理療法科（心理療法、睡眠療法、ヒーリング、スピリチュアル）
- 歯科、内科、皮膚科等との院内での連携を図り、総合医療の可能性を考えている。

　この他にも、未知なる治療法があり得る場合は「近未来療法科」などが考えられる。そして、これらの療法の外殻を囲む「食」が療法の基本であり、最も大事なことである。（次ページ図5-3参照）

　上記のような総合治療（総合医療）構想の根底には、基礎医学は勿論、総論、各論、病理などといった西洋医学をきちんと学んでいることが必要となる。身体についての確かな知識を持ち、東洋医学や薬学、栄養学の知識や、代替医療の実技の実際を身につけた代替医療診断師（仮称）が、これからの医療には必要不可欠であり、彼等が活躍する日は近いであろう。

図5-3 総合治療

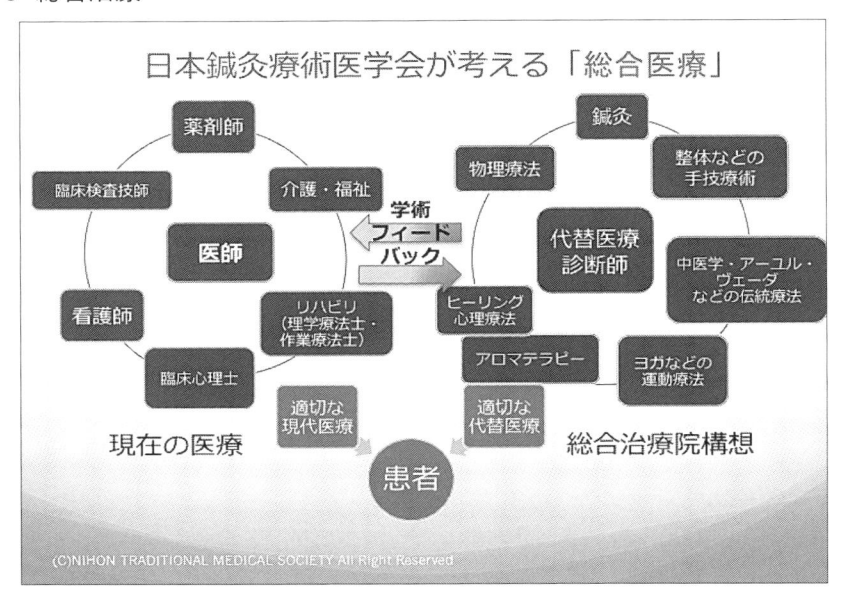

代替医療の実力

☆病症は背中の形にも表出する

　ヒトの病症は背中の形にも表出する。その一例を紹介しよう。
　背中の歪みと疾病に関しての研究を㈳日本鍼灸療術医学会は行っている。科学はめざましく発展し、ロケットは宇宙に飛んで行くようになっている。医療は局所的、あるいは医薬品としては著しい発展を遂げているが、いかんせん一つの「身体」として全体を捉えての進歩は、果たしてしていると言えるだろうか。ヒトを全体として捉えて進歩しているだろうか。
　過去に遡って調べたが、疾病に対して表出する背中全体の歪みを分析した研究は行われていない。それは紀元前に医学の祖であるヒポクラテスが背骨の歪みに関してのマニュピレーション※を行っていた時から、何一つ進歩していないことになる。医療の診断に大きな影響を与えるかもしれない重大な研究だが、このような本が出版されない限り、日の目を見ることはない。
　それは、背中の歪みを補正することがまるで医学ではないように、西洋医学的なアプローチではない代替医療、民間療法の世界が現代科学のそれには当てはめられないからだ。科学の進歩から取り残されてしまっているのだ。しかし、ヒトの身体はどこか一部が単独で生きている訳ではなく、一つの生命体として機能しているのだから、体の表層から症状を摑むことは、どんな検査よりも非常に重要、且つ、医療従事者が真っ先に気づかなければならない「体からの訴え」なのだ。
　この研究が、本質的な医学の進歩にも、患者側の負担の少ない検査方法としても、多大な貢献をすることは間違いないと自負している。

※マニュピレーション…筋や関節の治療に用いられる整体手技テクニック

図5-4 胃病

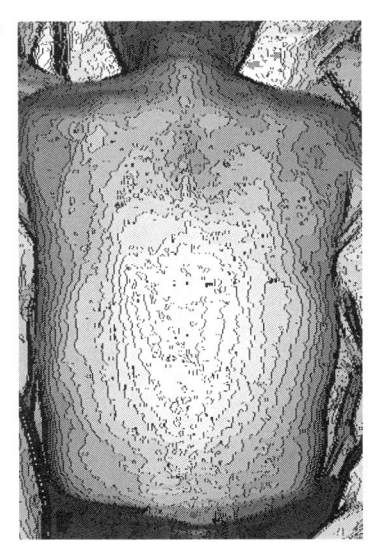

（図5-4）は胃病に関するモアレ。その特徴は上部胸椎に見ることができる。
　この研究に興味がある方、ご協力いただける方は、ぜひ㈳日本鍼灸療術医学会にご一報を。

☆歯科との連携も必須

　また、歯科医療においても、咬み合わせの問題と整体やカイロプラクティックとの連携が必須となっている。整体に週に2回程度通っても、首の違和感や、痛み等が改善されない場合であって、整形外科的診断でも病症がはっきりと分からない場合、咬み合わせに問題が多々あることを明記しておこう。
　また咬み合わせに関しては歯科の範疇であるが、歯を治療する前に首の整体を行うだけでも、症状が改善される場合もあり、その研究も歯科と連携して行っている。
　その例を図5-5に示す。左が術前、右は整体術後、顎の輪郭がよりシャープになっている。

図5-5
咬み合わせ

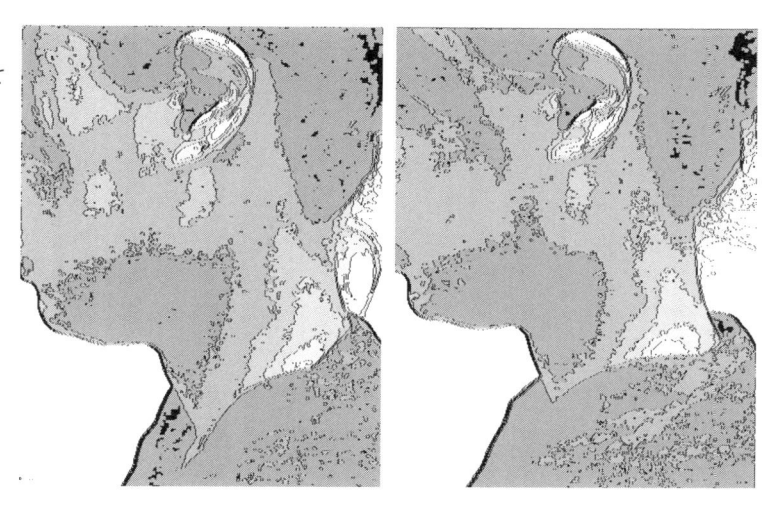

図5-6はゴシックアーチと呼ばれる顎運動検査法の写真。左が施術前、顎の動きがぎこちないことが分かる。右が整体術後、顎の動きが良くなっていることが分かる。下図の右側はさらに頚椎矯正を行い、斜めに傾いていた中心線がより正中へと改善されていることを確認できた。

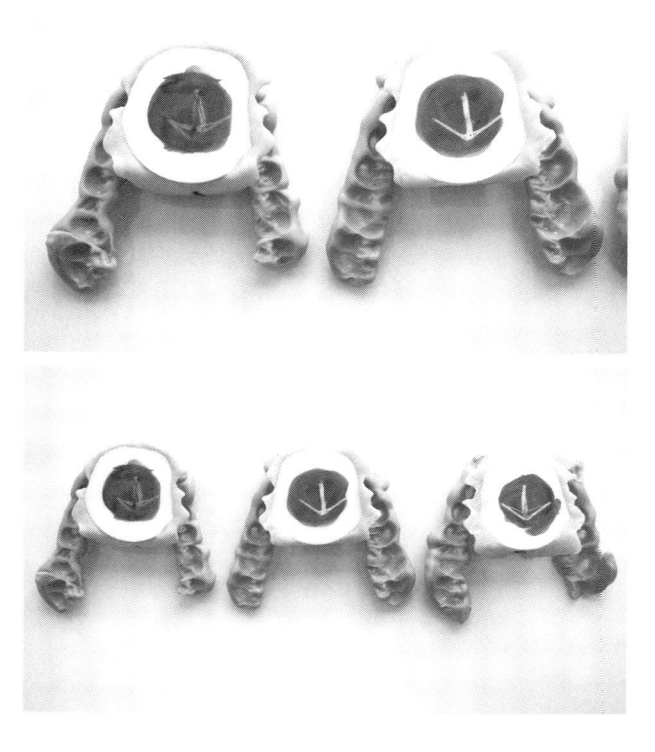

図5-6 アペックス

歯の治療の度に、顎関節の負荷が極端に変化する場合もあり、手技療法によってある程度改善できるのであれば、総合治療としての役割に大きな功績を残すことになる。(協力：橋本歯科医院)

　当医学会では、歯科医師丹羽祐子先生が、その講義の中でも、顎関節と咬み合わせについての知識を伝えている。このことが、草の根からの活動となって、安易な歯科治療を受けない賢い患者が増すことを願っている。

「セラピスト（療術師）の仲間達よ、夢を現実にしよう！」

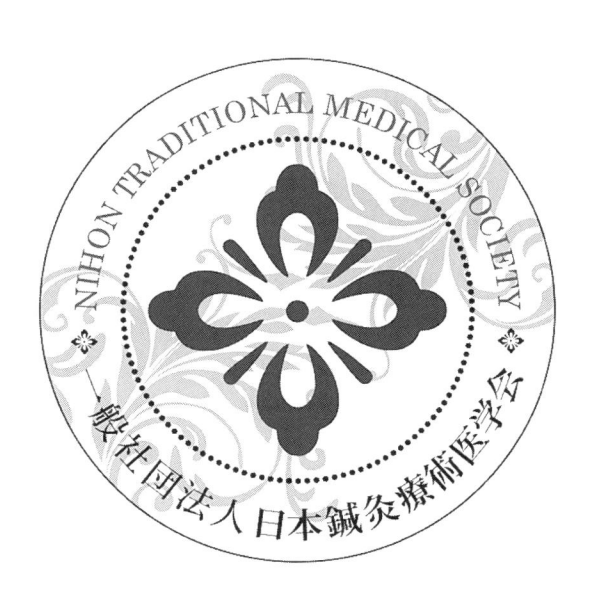

日本鍼灸療術医学会について

　日本鍼灸療術医学会は2010年、代替医療の研究活動を行う団体として発足し、2012年1月に法人化。一般社団法人日本鍼灸療術医学会（以下「当医学会」）となりました。
　当医学会の軌跡は、2010年、民間療法を代表する「鍼、マッサージ、整体」の3群による公式な術後効果比較試験を世界で初めて行い、2012年、その研究結果は、代替医療の世界的権威である学術雑誌、E-CAM（Evidence-Based Complementary and Alternative Medicine）に掲載されました。
　これまで効果の実証が困難とされてきた「鍼、マッサージ、整体」の医学的効果を客観的数値で表すことに成功し、民間療法では世界初のエビデンス（科学的根拠）を示しました。この医学論文は、国際医学論文としてアメリカ合衆国国立医学図書館に保管されています。
　これにより、「療術＝RYOJYUTU」「整体＝SEITAI」が医学用語として、世界に認知されました。
　日本の代替医療業界は、医学的な効果を数値で表すという研究をほとんど行っていませんでした。そのため、日本では民間療法は「医学的な効果がない」と言われてきました。この憂うべき状況を打破すべく、困難なヒト実験を行い、世界に誇れる結果を出したのがこの医学会です。
　世界初となった民間療法の「効果」を、客観的数値によって示すことに成功した日本鍼灸療術医学会だからこそ、民間療法の実力を世間に誤解のないように伝えることを使命とし、代替医療の発展のために貢献します。また、医師や医療業界に対し、民間療法への理解を促し、協力体制を整える活動も行います。そして、代替医療のエビデンスをより多く確立するための研究も実施します。
※当医学会はIRB番号12000042「代替医療に関するヒト実験倫理審査委員会」として厚生労働省臨床研究倫理審査委員会に登録されています。

第6章

美しき療術師(セラピスト)たちへ

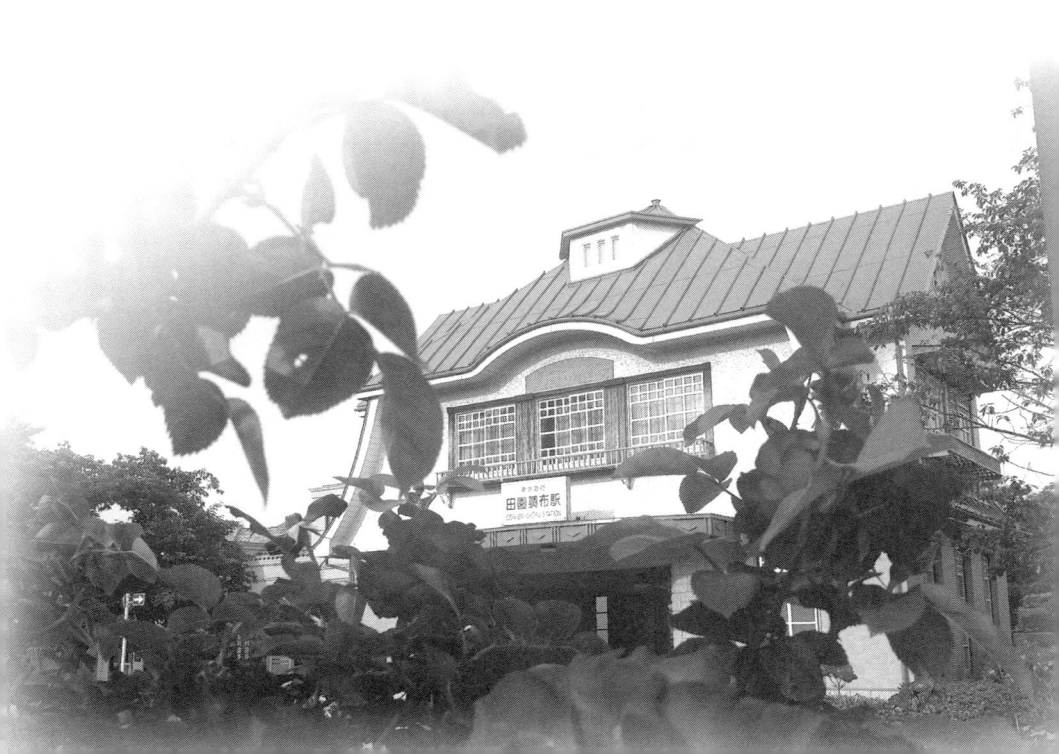

「無資格者」と言われ続けて

☆酸いも甘いも教えてくれた街、「田園調布」

　「整体」というものには、いろいろな流派があり、そこにはカイロプラクティックなど、前述したようなたくさんの手技が含まれるが、以前はそれほどスクールのようなものはなかった時代なので、私は独自に学び、実力をつけていかねばならなかった。それは、言葉では言い尽くせない程の努力と根性が必要だった。一人、二人と患者さんを見つけ、技を施し、身体を楽にする、それを職業として食べていくのは並大抵のことではない。
　この時代のエピソードは山のようにあるのだが、敢えてここでは封印しよう。
　何故なら、自分の国際論文が世界に認められるという、奇跡のような成果を出せたのだから。
　一途に、ただ一途に、一つの道を進んで行けばよいのだ。

　だが、私が資格に拘（こだわ）るようになった基盤については、書かない訳にはいかない。私に酸いも甘いも教えてくれた街、「田園調布」という特異な所についてだ。

　実力をつけ、若干の資金を貯めた私は、都内でも有数の高級住宅地「田園調布」で開業することを決めた。

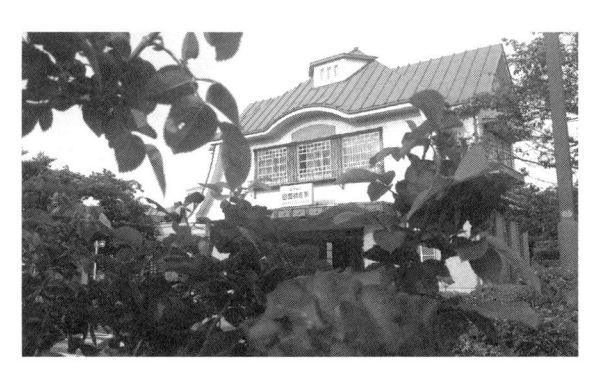

バラの田園調布

それまで、都内の大泉学園という所で開業していた私だが、久が原という所に車で度々出張施術していたことがある。その途中に「田園調布」という街があった。
　超高級住宅街であり、昼間でも人気の少ない田園調布駅前商店街。坂の途中の「貸事務所テナント募集」という物件が目についた。出張に行く度に、その物件の前を通ったのだが、貸事務所はその後2カ月経っても、3カ月経っても新しいテナントは入らなかった。そう、ここは日本で最も商売の難しい所なのだ。
　しかし、通る度に目につくその物件。まるで私を持っているようだった。
　商売をするのに全く向いていないとされるこの地で開業を決意したのは、この街には都会では珍しい穏やかな雰囲気があったからだ。都会の雑踏の中で施術を行うよりも、より患者さんがリラックスして施術を受けられ、術者の私も心静かに治療に専念できる、このような落ち着いた街が良いと思った。
　そう、心静かに……。

　この田園調布は、一軒の家の敷地が100坪以上、数億円の家が立ち並び、それ相当の日本の実力者が住んでいる。勿論、超一流の治療家たちも出入りしている場所である。そういう所に身を置くことによって、自分自身の腕がどこまで通用するのか知りたいと思ったことも事実だ。安全な道を行くより、より険しい道を進んでみたいという元来もっている魂の癖なのかもしれない。
　しかし、この挑戦はなかなかに厳しいものだったのは、言うまでもない。ここは日本最高峰の住宅地であり、有数のお金持ちの住む所。当然、プライドは高いし、口もうるさく、排他的な要素も少なくない。にこやかな笑顔とは反対に、お腹の中では何を考えているのかは分からない……。
　「あの整体師は、なんの資格で開業しているの？」
　「どういう基準であの値段なのかしら？」
　「無・資・格?!」
など、誹謗中傷の的となった。書き出したら切りがない。私はこの地には縁もゆかりもない「よそ者」に過ぎないからだ。
　2002年11月、田園調布駅前商店街の坂の途中で開業し、「あそこに行くと体が

楽になる」「腕が良い」「優秀な治療家」などとまずまずの評判を得ることができた私だが、評判が上がると「資格はあるの？」「どこの学校に行ったの？」「違法な行為なんじゃない？」「警察に通報しましょう。だって無資格でしょう？」など、風当たりも強くなっていった。出る杭は打たれるということか。

　しかし、私は逃げなかった。逆に自分からこの地域に馴染もうと、由緒ある名門「田園テニス倶楽部」に入会することにした。ここは、日本のテニス発祥の地であり、なかなかに入会審査も厳しく、丁度この地に嫌気がさしていた頃に審査の通過が伝えられたことは、ある意味ラッキーだったと言えよう。しかし、テニス倶楽部といっても若者は一人もいない。まるで老人施設のような、古くから集っている人間しかいない、一切よそ者を排除した世界がそこにはあった。ここで自分がよそ者であることを痛切に教えられる。

　「ゲーム、しませんか？」とこちらからお誘いしてもプレイしようとはせず、毎日同じメンバーとしかテニスをしない人たちばかり。コートに立っても、誰も相手をしてくれない。私は来る日も来る日も、一人壁に向かって壁打の練習をしていた。

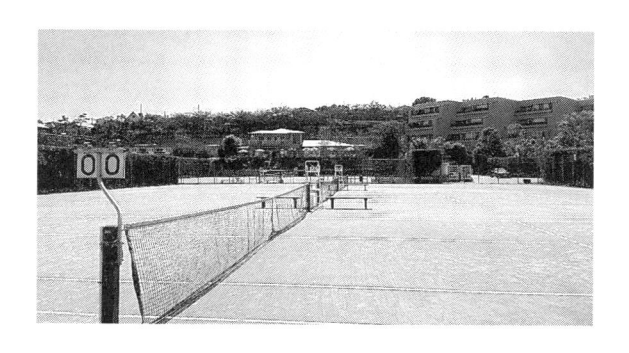

　ここには暗黙のルールがあったのだ。「新参者には洗礼を」ということらしい。
　そんなことを経験しながらも、しぶとくクラブに顔を出す当時最年少の会員だった私を、人々は徐徐に仕方のない奴だと受け入れてくれるかのように見えた。ようやく声をかけてくれる優しい人も現れ始めたが、地元の有資格者のテリトリ

ーを侵すとでも思ったのか、国家資格者ではない私の治療は「危ない」や、「ちゃんとした所に行った方がよい」などと言う人も後を絶たなかった。

確かに無資格者の施術行為は「治療」とは言えないが……。

ここには、百年抗争の縮図があった。

しかし、私は懸命に施術を続けた。

2003年、中国で重症急性呼吸器症候群（SARS）という感染症が発生していた時、上海での臨床研究を終えて帰国した際、田園調布の治療院の扉には「暫くの間、商店街のお店には立ち入らないでほしい」という主旨の張り紙が貼られていたこともあった。

☆某有名ミュージシャンも、施術を受け見事に復帰

いくつもの日々が過ぎ、大きな家に出張治療に呼ばれるようにもなった。某有名ミュージシャンが脳梗塞という大病を患った後に私の施術を受け、無事に復帰できたことは、今でも私の誇りとなっている。

また、数々の紹介を受け、ニューヨークやハワイに出張施術に呼ばれることもあった。世界には、施術家ランキングがあるそうで、そこのナンバー１にかかっているという人物にも呼ばれ、施術を行ったことがある。その時、この人物から「世界ランキングの枠には入らない、今までに受けたことのない治療だ」という言葉をいただいた。こういうことが、一つ一つ、明日の励みとなっていった。

田園調布商店街で午前０時まで灯りをつけていた店は、私の施術院だけであった。

そんな、世界でも有数の実力者や、日本の頂点に立つ裕福な人たちが、何故私のところに足繁く通って来るのか、そこに、立花療術の真骨頂がある。

ある年老いた要職にあったクライアントが言っていた言葉に、「この施術を受けながら死んで行けるのなら、こんなに幸せなことはない」というものがある。

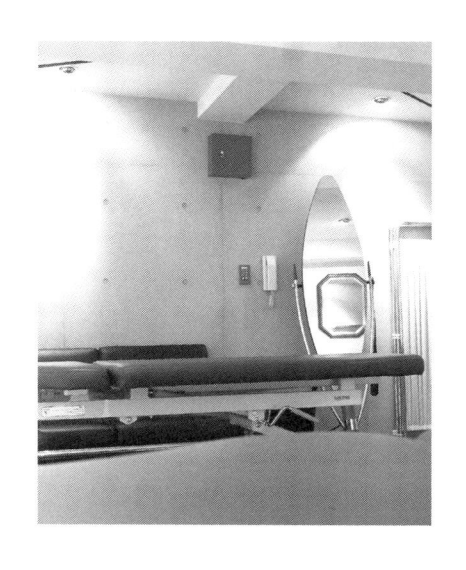

そこまで言わせる術なのである。

　社会的地位の高い人間は、往々にして重責を背負い生きている。その人物が私の前では、重い鎧を脱ぐように、一人の個人に帰っていくのだ。

　それは何故か。「斬」から始まる立花療術を受けると、脳で考えるのではなく、一つの生命体としての本能から、この施術を感じ取るようである。

　魂同士の会話がそこに存在する、純粋な関わり合いであった。

☆立花療術を受けた方の証言

〈証言1〉

東京都　大田区　Y.K様

「それまで整体の施術を一切受けたことのなかった私は、その手技療法の流れの美しさに心を打たれました。茶道のお点前のように静かに、しかし快い速度でリズム良く施術の時は流れていきました。無駄のないその手順の末は、頭はぽーっとしながらも、軽くなった体に安堵を感じたものでした。これは武士の茶道と同じ精神なのではないかと思いました。

　音大で声楽の勉強をした私でしたが、今ひとつ思うように声が出ませんでした。それが、初回の施術以来、発声が楽になったのです。楽器としての体のメンテナンスの必要性を、身を持って知ることができました。医家に生まれ、世の人々が整形外科に通わず、整体院に足を向けることを訝しく感じていましたが、黙して、確信を持って自分の体のために通うようになり、気がつけば10年の時が流れています」

〈証言2〉
東京都 新宿区 Y.Tさん
　「ひどい肩凝りで、10代の頃から、定期的に民間のマッサージと言われるものや、鍼治療を受けていた私ですが、肩関節周囲炎になり、左側の痛みが取れるのに3年かかり、さらに右側が痛み出すなど、定期的に体のメンテナンスを行ってきている割には、報われない状態でした。そんな時に立花先生と出会い、施術を受けました。
　それは、いろいろな施術を体験している私でも体験したことのない施術でした。
　足首を回されたり、ふくらはぎを摑んだりしただけで、肩の痛みが消えるのでした。決してリラクゼーションではありませんが、背中を押された時に腰から下に血液が流れる感覚があり、一瞬で呼吸が楽になりました。肩の痛みも瞬時に消え、自分でも体が変化していく様を確認しながら、全身に血が流れている感覚を味わえたことに、とても感動したのを覚えています。
　もちろん、日々仕事をし、体を使えば、元に戻ることもありますが、続けていくと、段々と戻りにくくなり、姿勢が良くなってきていることに気がつきました。
　身体のことをよくご存知の先生なので、今後もずっとメンテナンスをお願いしたいと思っています」

〈証言3〉
東京都 小金井市 S.Hさん
　私はもともと姿勢が悪く、また仕事柄（歯科医師）無理な形で長いこと過ごしましたので充分原因も認識し、様々な整形外科、治療院また個人のマッサージ師等にお世話になっておりました。仕事を引退してからも、長いこと腰痛に悩まされて、苦労しましたが、ある時とても良い整体の先生を紹介すると言われて、期待も大きく早速お願いしました。
　その先生こそ立花先生で、一度施術を受けたら何と10日程ですっかり良くなって、今までは何だったのかという思いでした。それから10日程の間隔でお願いしていましたが、ある時、交通事故にあってしまいました。病院で診察を受け、

恥骨骨折という病名を頂き、悲嘆にくれておりました。ところが、事情を知った立花先生は、遠路も厭わずおいで下さって、それから2～3日おきに施術を頂きました。それまで杖を頼りに少々歩いていましたが、整体、灸、鍼と組み合わせて頂いたところ、苦痛の伴う日は1カ月足らずで終わり、多少の不自由はあっても以後8割位は快復し、2カ月過ぎた頃には一人歩きできるようになり、必要に応じてかなりよく出かけられるようになりました。

友人、知人、身内の人たちからいつも驚きの声をあげられます。何故かと言えば、一度外科病院で診療を受けて以来、他の何処へも罹らないで立花先生一筋で治ったという奇跡が神技とも思えるからでしょう。現在、もし私のような方がいらっしゃるなら是非御願いしたらと心から希望してやみません。

☆受け取り方一つで、マイナスをプラスに変えることができる

　苦い思い出より、楽しい思い出が増えていったが、それでも「無資格者」と言われ続けたことの悔しさが胸に突き刺さっていた。
　このまま終わらせる訳にはいかない。
　長年関わっていた患者の生死に直面する度に、いつも頭をよぎるのは、自分の行っている施術にエビデンス（科学的根拠）があるのかということだった。自分をグレードアップしたい、誰にも後ろ指を刺されてなるものかという思いが、私を中国に留学させ、鍼灸学校に行かせ、基本的なエビデンスが何一つないこの業界に愕然としながらも臨床研究を続け、決してあきらめなかったことが、世界初の国際医学論文に於いてエビデンスを示すまでの原動力となっていたのは確かだ。とにかく、その先の未来へ、進んで行きたかった。
　食うか食われるか、明日が読めない時を過ごし、世間の厳しさ、優しさが身に滲み、散々な思いをしてきたからこそ、今は、起こることはすべて必然と思えるようになった。受け取り方一つで、マイナスをプラスに変えることができる、逃げないこと、すべては自分の行動にあるという一つの真理に行き着いた心境だ。
　だからこそ、今、仕事で悩んでいる人も、頑張ってほしいと切に願う。

このように、社会は無資格セラピストに対し、厳しい目で見ていることを肌で感じながら生きてきたが、この社会の問題、無資格ということに対する事情について、社会は何ら手を貸そうとはしていない。医療関係者が学ぶべき基礎医学すら、まともに勉強する場所がない。その現状は今でも続いている。有資格者でありながら、術式の違う、職域がかぶる無資格者に、基礎医学を教えるお人好しは私くらいである。しかし、無資格者が行っている療法は、これからの代替医療に、十分活用できる可能性があるのだ。

　私は、有資格者が行う術式や作用機序と、整体療法は異なるものだと考えている。もうこの本を読めばそれはお分かりだろう。

　民間資格者（無資格者）に対し、社会、有資格者が言っていることは、一貫して人の身体を勉強しているのかという一点だ。それには私も頷ける。そこで、基礎医学を学習したということを社会に認めてもらうためにも、全国的な一定の基準を作り、全国統一基礎医学検定及び、講習会を皆様と共に推進することが必要である。その施術法にだけ都合の良い基礎医学ではなく、日本全国、どの術式にも大本となる、医学部でも学んでいる基礎の医学は、人の身体に触れる者、人の身体に対する仕事に携わっている者にとって、逃げては通れない基本の勉強である。これは、㈳日本鍼灸療術医学会の大きな活動の一つである。誰でも参加できる。

　民間資格者は、くどいようだが、基礎医学を必ず学んでほしい。

　これは、私の経験から出た結論である。

　夜明けは、近い。

全国統一「基礎医学検定」の必要性

　消費者、つまり施術を受けようとする国民は、国家資格を持つ施術者と、そうではない無資格の施術者を選択できる知識も権利も与えられていない。

　同じ料金で、ヒトの体に対する深い洞察と技術を学んだ国家資格者と、わずか数カ月で仕立て上げられた無資格施術者のどちらに体を触れてほしいかという点では、すべての答えは一致するであろう。

☆あなたは、自身の術式を理論を持って説明できますか？

　真の法とは、行動することである。

　国家資格と民間資格の違いについて、学術レベルの差については前述したが、術式についてはどうだろうか。民間資格者が自分の術式の作用について、理論を持って説明できるであろうか。例えば、タイ古式マッサージを行う者が、「それはマッサージではないか？」と第3者に訊ねられた時に、明確な術式の差異を説明できるだろうか。

図6-1 基礎医学とは

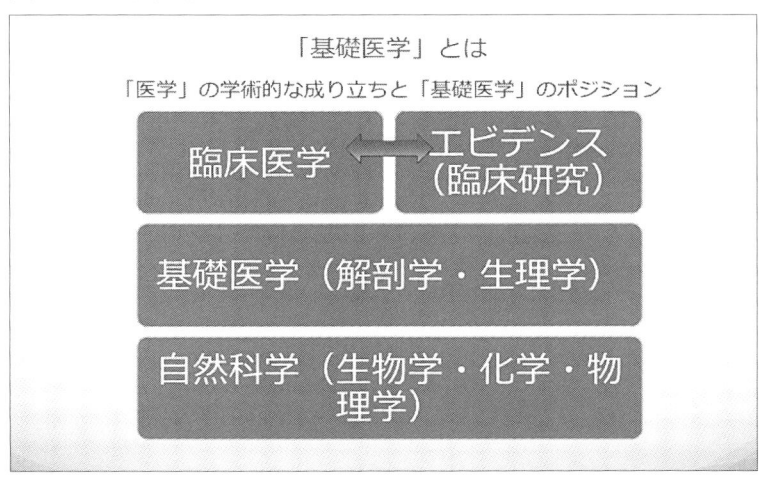

「基礎医学」とは
「医学」の学術的な成り立ちと「基礎医学」のポジション

- 臨床医学 ←→ エビデンス（臨床研究）
- 基礎医学（解剖学・生理学）
- 自然科学（生物学・化学・物理学）

この問いに答えられない者が、オイルマッサージやアロマテラピー、アーユルヴェーダ、カイロプラクティック、ヒーリングなどを行うことができるだろうか。これらはすべてヒトのカラダに関わることであり、恐ろしいことに、ヒトの中枢神経に作用する力を持っているものなのだ。
　このように、民間療法を行っている施術者は、基礎医学知識の必要性すら感じていない者が多く、医学知識がなくても、経験によって施術を行うことができると思い込んでいる者がほとんどである。が、しかし、一度当医学会の開催している全国統一「基礎医学検定」講習を受講すれば、それが間違いだったと気付く。国家資格レベルの勉強がどんなものかをセラピストが知るからである。それぞれの各種療法を指導するスクールのレベルもまちまちであり、現在、社会は「基準」を必要としている。
　しかし、生きるため、生活のために都合の良い部分の技術や学術を習得し、開業する流れは止めることができない。またそのように業界に仕向けられていることもあるだろう。一番の被害者は消費者に他ならない。

☆ヒト実験を永遠に行い続けてはいけない

　私が全国で統一した「基礎医学検定」を推進している経緯は、国家資格者が学んだ基礎医学の知識は、ヒトの体に触れる上では必須であり、いかなる民間資格者もまずは学ぶべきものであると考えたからである。

　民間資格者、つまり無資格者は人の身体に触れる職業を行うために、国家資格者がどれほどの時間と、お金と、労力を費やしているかを考えたことがあるだろうか。そして、法が無資格者の行う施術行為を認可していないことを知っているだろうか。
　セラピストは人に触れる行為や、心身に影響を及ぼす仕事をしているが、自分勝手な解釈によって施術行為を拡大解釈し、学術のないまま良かれと行っているその行為には責任の所在もなく、有資格者（国家資格者）の業務範囲に抵触して

いることさえ分からない。そのような人たちが日本中に溢れている。

　セラピストが全国統一「基礎医学検定」講習会という学びの場に参加すると、一つの気づきがあるようだ。「これは学ばなければならない」と。そして、いままでの自分の行ってきた行為に対する無知さに、泣き出す受講者もいる。

　しかし、あまり勉強に熱心なセラピストではない場合、「基礎医学は学ばなくても仕事はできる」「カラダが良くなれば資格は関係ない」「難しすぎる」「時間がない」「お金がない」「稼ぐ方が先」、はたまた「基礎医学検定のシステムが悪い」などと、自分ができないこと、自分がしないことを棚に上げ、せっかくの社会に「人の身体を学んでいる」ということを示すチャンスを逃すのだ。自分を正当化するのは、学んでからにしてほしい。

　「目の前の患者を治したいだけ」ということを言うのであれば、それは無知な人間が、人体実験を永遠に行い続けることに他ならない。そういう企業や健康機器を売っている業者も非常に多い。

　人の身体にかかわる職に関係しているならば、しっかりと「基礎医学を学ぶ」姿勢は最低限、常に意識の中にあり続けてほしい。どんなことがあったとしても、学ばなければならないことなのだ。そして学んだことを社会に示すことが必要なのだ。

☆伝統療法の価値を高めることが、民間療法業界に不可欠

　戦後、按摩、マッサージ、柔道整復などの末梢を対象にし、西洋医学を受け入れた治療行為が国家資格となり、医師以外でカラダに刃物を入れる鍼灸師も国家資格となった。しかしながら鍼灸は、中枢を対象にした治療法であり、療術もまた、中枢を対象とした施術である。

　近年、民間の療術師（セラピスト）の価値ある施術は、国家資格である按摩、マッサージ、柔整そして鍼灸などといった団体の影響によって虐げられ、日本の伝統療法（療術）も衰退の一途を辿っている。私の療術に対する想いと拘りは、

この現状に対する危惧、そして療術の可能性を信じる一治療家としての不屈の精神から来ている。

今ここで、自覚を持たない民間療法があまりにも安易に広まることは、本当に価値ある施術がその息吹を吹き返そうとしていることに対して、足を引っ張ることになる。エビデンスを追究することと、伝統療法の価値を高めることが民間療法の業界には必要不可欠な行動である。

私は、国家資格があるとか、資格がないとか、そんなことを言っているのではない。

治療とは肩書きや学歴で行うものではなく、学術や基礎医学を無視して行うものでもない。様々な療法を見て、様々な療法を知り、お互いの術式を理解し合うことによって、治療そのものの本質を追求するべきであり、その向こう側には常にクライアントが存在する。すべては、患者さんのために行われる行為であることを忘れてはならない。

「日本鍼灸療術医学会」は「鍼、マッサージ、整体」という代替医療を代表する術後の客観的数値を最も厳格なテストによって世界に初めて示した。そしてこの医学会は国際的な医学論文にその名を刻み、その論文はアメリカ合衆国国立医学図書館に保管されたのである。

民間資格者が基礎医学を学び、それを社会に示すことができるチャンスが今、ここで生まれたのである。

全国統一「基礎医学検定」に挑んだ志あるセラピストたちの名前が、当医学会のホームページには刻まれ、段々と増えて行くことに喜びを感じている。

全国各地に「基礎医学」を学んだ人間が増え、施術をする側も、受ける側も、賢くなり、無駄に医療機関に関わらずに健康に過ごされることを切に望む。

正しい道に人は集まる。

第7章

日本鍼灸療術医学会
―NIHON TRADITIONAL MEDICAL SOCIETY―
の可能性

~代替医療としての地位を確立せよ~

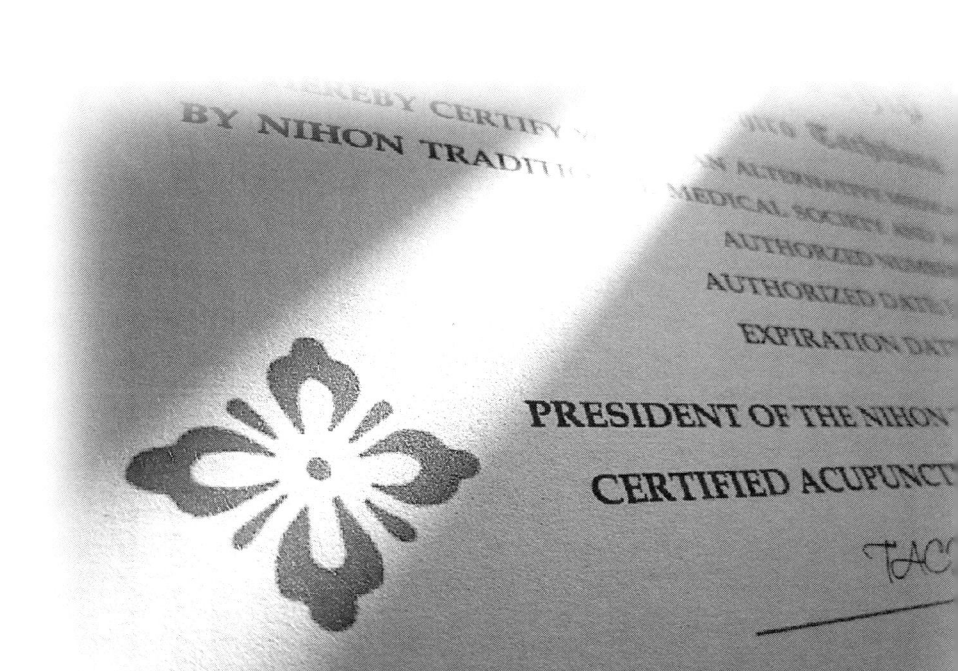

㈳日本鍼灸療術医学会の存在意義は、民間療法に対して排他的ではなく、皆が共存し、クライアントの利益となるために中立な立場で、本質的な研究、講習、検定を行うものである。

　2012年5月より行われている全国統一「基礎医学検定」講習会は、一般の方や、セラピストや健康産業の分野に携わる様々な方にとって、必要な教養として認知されつつある。

　これは、Therapist Revolution（セラピストの革命）へと波紋を広げ、100年抗争に終止符を打つものである。その先の未来へ進むためには、まず意識と志を高く、勇気と知性を持ち、行動することが必要である。やるべきことをやる。それしかない。

　そして、共に進んで行こう！

　㈳日本鍼灸療術医学会の全国統一「基礎医学検定」講習会を受講した会員から、この資格を目指す君たちへのメッセージを、最後まで読んでほしい。

関係者各位

【全国統一基準の「基礎医学検定」についてのお知らせ】

　「基礎医学」は「身体の真実」を知る学問です。国家資格者の学んだ教育の一部である「基礎医学」は、有資格者全員が必ず修得した上で仕事に従事しています。医療類似行為を行う又は医療類似効果を謳い、人の身体に触れる方々や、健康産業に関わる方々は、最低限この「基礎医学」知識を学ぶ必要があります。

　全国統一基準の「基礎医学検定」試験は、この「基礎医学」を国家資格レベルで修得していることを判断する唯一のシステムです。人の身体に関わるお仕事に従事されている方々は、是非とも受験されることをお薦めします。

　合格者の方々には、「基礎医学」を修得していることを社会に示せる、「基礎医学修了証」を発行致します。

また、基礎医学検定講習会のご参加もお待ちしております。

＊各種セラピストスクールなどに於いても、この全国統一基準の基礎医学検定システムを是非、ご活用下さい。（詳細はお問い合わせ下さい）

　民間療法を行うセラピスト（整体、カイロプラクティック、ヨガ、トレーナー、アーユルヴェーダ、タイ古式、アロマテラピー、サプリメントアドバイザー、リンパトリートメント、エステ、心理療法、製薬会社の営業等）には国家試験のような学術における審査基準がありません。ヒトの解剖、生理を理解しないまま施術を行うことは、非常に大きな危険が伴い、人体はとてもデリケートであるという認識が足りないが故に起こっている事故等も多く報告されています。
　このような状況を打ち破るためにも、全国統一基準の「基礎医学検定」試験に合格し、「基礎医学修了証」を手にしてください。

報道関係者各位

セラピストに関する認識のお願い

　マッサージ（国家資格）、整体等（民間療法）に関する公益性のある放送、報道をされる場合、その民間療法が、国家資格を要するものであるのか、出演者が有資格者であるのかという情報が欠落していることが大変多くなっています。
　これは、制作者側の認識の不足から起きている現象であり、視聴者を巻き込んだ由々しき事態となっていると憂慮します。
　適切な施術を受けたいと思われている視聴者の方々にとって、この有資格者であるのか否かという情報は、国民の健康を守るという観点からも、明確な指標を持って示されなくてはならない情報だと鑑みます。
　本来、アーユルヴェーダ、タイ古式マッサージ、リンパマッサージ、エステ、

整体、カイロプラクティック、アロマ、ヨガ、心理療法等などは、日本ではあくまで民間資格であり、一任意団体が発行している資格に過ぎません。
　それをあたかも何らかの資格を持ち活動しているかのような報道、番組制作は、視聴者を惑わし、欺く行為と言わざるを得ません。
　出演者の「資格」の確認を事前に必ず行って頂きたいと提言致します。

　しかし、民間レベルの療法にも、多数、優れたものが存在することも重々認識しており、それらを国民に知らせることも、また、報道各社の役目です。
　当医学会は、国民が安心して安全に、代替医療、民間医療を受けられるよう、有資格者においては必須の「基礎医学」を民間療法セラピストにも学んでから施術に携わることという注意を促すとともに、安全基準である全国統一基準の「基礎医学検定」を受験することを推進しています。また、基礎医学知識の充実を図るための「基礎医学講習会」も実施しております。
　「基礎医学」は「身体の真実」を知る学問であり、国家資格者の学んだ教育の一部である「基礎医学」は、有資格者全員が必ず修得した上で仕事に従事しているものです。しかし、民間資格レベルは、この根底の部分の学びが不足しており、これを知らずして人の身体に触ることは、非常な危険が伴うという自覚すらありません。
　当医学会は、民間療法である「整体」において、エビデンスを出し、国際医学論文を発表している世界で唯一の医学会です。
　大きな可能性を含んだ民間療法が正当に評価されるよう、危険を排除した施術を行ってほしいと日夜努力をしております。
　報道関係会社に於かれましても、当医学会の行っている「全国統一基礎医学検定」システムをご理解頂き、より正確な情報を、公共電波を通じて、広く国民に提供して頂きたいと願います。
　よって、ここに、そのシステムをご紹介致しますので、ご査収ください。

　医業類似行為を行う又は医療類似効果を謳い、人の身体に触れる方々や、健康

産業に関わる方々は、最低限この「基礎医学」知識を学ぶ必要があります。

全国統一基準の「基礎医学検定」合格者には、「基礎医学修了証」を発行していますので、国家資格以外の民間療法に携わる方々に対して、この修了証の有無もチェックされた上での報道をお願い致します。

会員の声

全国統一「基礎医学検定」の必要性

日本鍼灸療術医学会　エステ部門統括責任者
Medical Aesthetic　エレガントリゾート　　　代表取締役　藤木 睦子

　私は以前、エステティックに通う立場にありました。
　大手のエステサロン、様々なエステ機器、ハンドテクニックなど様々な体験の中、私自身、受け身側の知識レベルは、ほとんど皆無でしたから、エステサロンの勧められるがままに施術を受けておりました。

　Medical Aesthetic　エレガントリゾート　を立ち上げて、初めてエステティックの奥の深さを、身をもって知らされました。
　Medical Aesthetic　エレガントリゾート　は始めからトータルビューティーを展開するつもりではなかったのですが、お客様に接する中で気づかされました。
　ただ単にフェイシャルだけのお悩みやボディのトラブルまたはコンプレックスを改善していくには私たち施術するものエステシャンが「人の身体」についての知識が不可欠なのだと。

　【日本のエステティックの社会的地位の低さ＝日本のエステシャンの知識の低さ】です。

エステティシャンの皆様、ご自分が美容業界に飛び込んだ時の想いを、思い返してみてください。人を綺麗にするお仕事を選び、責任をもってお客様のお悩みを受け止め、ご満足頂く。
　そして、人に施すことで自分自身の心が浄化され、自分自身も自信に満ち溢れ綺麗になる…
　そんな気持ちだったのではないでしょうか。

　しかし、見せ掛けだけの薄っぺらな知識と華やかな職業イメージだけではないでしょうか。
　現代社会では女性ホルモンに関係する特有の病気、多種類に広がるアレルギー、不眠や自律神経系、鬱を思う方など、美しくなることを目指す以前に、見えない病気と闘い、薬に頼らなければならない方で溢れています。
　知れば知るほど、知識もなしに「人の身体」を知らず、エステシャンをしていたことに恐れを成します。
　これでは、誰も幸せにはできません。

　『日本鍼灸療術医学会』に出会い、「人の身体」を学ぶ大切さを痛感しました。
　知っているつもりが通用しないことに目を潰れないのです。
　エステティシャンは国家資格ではないからこそ、国家資格取得レベルの医学知識を高め、未来の人財を育て、根付かせ、業界の発展につとめたいと考えて日々活動しています。
　そこに気づいた者だけが今後の業界をリードしていくことのできる人材になり、「人の身体」と会話ができ、健康からしか得られることのない美しさを追求し提供することができます。

　皆様と共に学べる日を、心より願っております。

全国統一「基礎医学検定」の意義

日本鍼灸療術医学会認定講師
夢〜夢　セラピスト　毛利　幸

　私は、この医学会に入って基礎医学の大事さをすごく感じました。それは、これまでこの業界で働きながら、いつのまにか技術の習得が重要になっており、お客様のためにも上手になりたいと思うがあまり、いろいろな勉強会に行っては技術を覚えることに集中して、解剖学や生理学などといったものは、ほんの少しだけ、ただ簡単に読む程度で、やらなくてはいけないと思いながらも、深くは理解せずに、お客様に触れていたのだと改めて直面させていただける機会を、この医学会の基礎医学講習を通していただけました。

　勉強会に初めて参加した時はただただ大変で、何せ勉強は好きではないので、3日間ついていくのに必死でした。しかし、何でこんなにも勉強しなくてはいけないのかと言うよりは、何で勉強していなかったのか……。当たり前のことをしないで、何を頑張っていたのかと恥ずかしくなる思いでした。
　何にでも言えることですが、物事は基本的なことが単純だけれども実は一番難しく、重要なことだと思います。基礎医学を学ぶことで、これまで自分が行ってきたことへの根本的な説明、迷いや不安、心構えなど、今までひっかかってきたことへの答えが分かっていくようで……。そのことを、この医学会に出会えたことによって、とても感じています。

　認定講師へのチャレンジは、私にはまだ早いのでは、私には力不足なのではという思いがとてもありました。だだ、代表理事の立花先生をはじめ、周りの先生方と話をする中で、自分が初めて勉強会に参加した時に、勉強をしなくてはということよりも、もっと勉強をしたいと思わせてくれたこの医学会をたくさんの人に知ってもらいたい。どれだけ基礎医学とは大事で、人に関わっているセラピス

トだけでなく、一般の方でも人の体に興味をもってもらえるお手伝いが私にもできればと思いました。

　勉強には必ず一人では挫折することも多く、しかもこれだけ大変な内容ですから、教えていただける場所が必要です。ただ、多忙な先生方が九州まで来ていただける時間も限られている中で、少しでも多くの人に分かりやすく興味を持って勉強する機会を、周りの先生方と一緒にできるのであれば、私も一生懸命勉強して、力になりたいと思い、認定講師セミナーに望んだ次第です。

　講師を目指すということですが、私は講師という立場ではなく、私も勉強する側の人であり続けながら、今から基礎医学を学ぶ人、学んでいる人と一緒にこの医学会を盛り上げていきたいと思っています。

待ち望んでいた全国統一「基礎医学検定」！

日本鍼灸療術医学会認定講師
ナチュラルアース代表取締役　神井真名

　有限会社ナチュラルアース代表取締役　神井真名と申します。
　この度は、立花理事長のご出版おめでとうございます。
　日本鍼灸療術医学会の活動理念と基礎医学検定は、我々民間資格者が最も待ち望んでいたものであり、民間資格に「医学」の知識を導入する方法を模索していた者たちに、多くの恩恵を与えてくれるものでした。
　ナチュラルアースという組織は、全国に支部を持ち、オリンピック強化選手などトップアスリートはじめ、著名なクライアントを持ちます。また、スポーツ校のサッカー部専属のフィジカルとメンタルのコーチトレーナーなど、トップセラピストとして養成スクールを起業して約10年になります。
　私どものセラピーは、「心と体の癒し」「生活と幸福の質の向上を図る」ことを

目的とし、「心と体は影響し合って切り離せない」「体をケアするには施術者の人間力と心理への知識」、そしてなにより「正しい医学知識が必須」だという思想がベースにありました。

　私自身も医療従事資格所持者であり、何年もかけて学んだ人体の仕組みを学ぶことがどれほどプロとして重要で必須条件であるかを知っています。
　しかし、現状は民間資格のほとんどが人の体に接するにあたり、基礎医学はおろか、筋骨格のことさえ無知な状態で開業しており、講座を指導する講師さえ、ほとんどその重要さを知らず、基礎医学的根拠のないマニュアルを指導していることに危惧を感じておりました。

　ナチュラルアースは、業界の意識レベルを変えるつもりで取り組み、日々高い評価を保てるように、基礎医学を修め、高い技量と人間性を備えた魅力豊かなセラピスト育成を心がけています。
　医療資格所持者からも高い評価をいただきますが、全くの素人の方でも、医療資格所持者でも結果を出せる施術が行えるようになるには、基礎医学をきちんと学び、知識と技術を身につける必要があります。そして、仕事に責任を持つ者のみがクライアントに触れることができるのだと思います。

　この日本鍼灸療術医学会が設立され、立花理事長直々にお声をかけて頂いたときには、これぞ待っていたもの！　これが民間資格が待っていた、必要なものだ！　と同じ理想を掲げ、大いなる実現の第1歩を踏み出した全国統一「基礎医学検定」講習会には、すぐに私自身も参加し、認定講師まで学ばせていただきました。
　このことで、当スクールの講師陣にも、すぐに日本鍼灸療術医学会の認定講師の取得を促し、当スクールの認定講師には日本鍼灸療術医学会で基礎医学検定講習を受講させ、認定講師資格を取得し、基礎医学を習得することを条件としています。これにより、信頼されるスクールとして日々評価も上がっています。

その昔、ナイチンゲール女史が低かった看護の知識と地位を高めた如く、日本鍼灸療術医学会とナチュラルアースは協力して、民間資格、治療家の地位と意識の向上を目指していきたいと考えております。

　何らかのスクール講師であるならば、日進月歩の医学の知識、情報と、正しい基礎医学知識をインプットしていくことは必要不可欠です。

　民間資格では、なかなか入手が困難な場面も多いのですが、この日本鍼灸療術医学会に所属することで、それらの問題は解決できるということを理解できると思います。

　この本を手にされた同業の方、癒し、治療の専門家を目指す方、ぜひ、受講されてください。

　特に、専門で学んだものならば、このテキストがどれほどわかりやすく、現場で人に触れる我々に必要な目線で作られた優れたものであるかが分かるはずです。

全国統一「基礎医学検定」講習を受けて

日本鍼灸療術医学会認定講師
ナチュラルアースホリスティックアカデミー所属　看護師・助産師　松高　朋美

　国家資格をお持ちの方は、学生時代、基礎医学を学ぶにあたり、かなりの時間と労力を費やしてこられたことと思います。

　私自身もその一人ですが、私の場合は、あの分厚い教科書、一冊一冊を別物として捉えていました。

　しかし、この医学会で学ぶご縁を頂いたことで、その一冊一冊が繋がり、大きな一冊の教科書となって落とし込めた気がしています。

　さらに、学生時代の授業では、ほんの少し、さわりの部分だけ学んでいたところを、深く学び直し、知識を深めることができたと感じています。

この医学会で学ばれる方々は、人の身体に触れさせて頂くことへ、真摯に向かい合い、自分を高めていこうとされる真剣さが伝わり、いい刺激になります。
　異業種の方々とのコミュニケーションによって、新たな情報が得られることもプラスαになっています。
　私は勉強したいから、行動しています。
　やりたいことができる環境があることに幸せを感じ、感謝しています。
　今後も学びを深め、自分を高めて参ります。
　妊婦さんを含めた多くの女性や赤ちゃん、その御家族と関わらせて頂くにあたり、目の前の方へ自分の持っているものを最大限活用し、アウトプットしていきたいと思います。

「代替医療の現状と未来」

日本鍼灸療術医学会認定講師
カイロプラクティックみのり　　　国際基準カイロプラクター　麻生　和宏

　今、医療は過渡期です。なかなか結果を出せない整形外科に対し、さまざまな民間療法を頼る患者さんが増えていて、その中でも正しい（結果が出せる）カイロプラクティックにはたくさんの患者さんが連日押しかけています。
　もし保険がきく病院などで症状が緩和するなら、わざわざ高い治療費を出してカイロプラクティックなど全額自己負担の治療院に行く必要がないのです。
　例えば、腰痛患者1000万人を超える日本において、腰痛の原因と特定できる椎間板ヘルニアや脊柱管狭窄症、圧迫骨折などはわずか15％で、あとの85％の原因は不明であり、さらには精神的要素も絡んでいると医師は言っていますが、それに対する治療といえば、お決まりの牽引、ホットパック、湿布、痛み止めの薬や注射、最終的には手術などで、原因不明のものは治せるわけがないと思います。
　さらに最新の研究で、健康でまったく腰痛などない成人の50％に椎間板ヘルニアが確認されたということですから、ヘルニアすら腰痛の原因ではないと言え

るのです。

　では、腰痛の原因とは何か？
　それは脱臼まではいかない、正常な状態から少し外れた関節のズレ（サブラクセーション）です。
　実際にはひとつの関節ではなく、たくさんの関節の歪みの集積が神経の正常な流れを阻害し、痛みやシビレを引き起こしていて、この歪みを綺麗に整えない限り根本的な改善にはなりません。
　これは腰痛に限らず、首肩の痛みやシビレ、背部痛、ひざ痛など筋骨格系に関するすべての症状に当てはまり、さらには頭痛や、めまい、耳鳴りといった内科的な症状にもつながります。
　こういった症状を根本的に改善させる概念が今の西洋医学に欠けているために、延々と病院通いをする人が後を絶たないと私は見ています。
　これからは現代医学をもう一歩発展させ、より包括的な治療を提供して国民の健康と幸せに貢献しなくてはいけない時代になってきているのではないでしょうか。対症療法に無駄に医療費の高騰を招くのは、国家的損失であると言えるでしょう。

　しかし、日本のカイロプラクティックの世界も自己主張と排他的精神があり、なかなか一枚岩になりきれていません。
　世界にはWFC（世界カイロプラクティック連合）があり、その日本の窓口にJAC（日本カイロプラクターズ協会）がありますが、他にもカイロプラクティックの団体は数多くあり、それぞれが自己の正当性を主張していてばらばらです。
　カイロプラクティックとは、19世紀末にアメリカでDDパーマーという人が創始したもので、それがアメリカで広がりました。大学で4〜5年学んでドクター・オブ・カイロプラクティック（DC）の学位がもらえ、今では世界中の44の国と地域で法制化されているWHO（世界保健機関）も認める代替医療です。
　そして、その定義は「筋骨格系の障害とそれが及ぼす健康全般への影響を診断、

治療、予防する専門職であり、関節アジャストメントもしくは脊椎マニピュレーション（アジャストメント）を含む徒手治療を特徴とし、特にサブラクセーション（神経系の働きを妨げ生理学的変化を起こす因子）に注目する。」（JACによる）であり、筋骨格系の歪みを調整し、脳神経系の流れを正常にして自然治癒力を高めるものです。

　ですので単純に骨だけポキポキさせているわけではないのです。

　これだけの治療をするわけですから、よほどの解剖生理学的知識がないと人体には触れません。

　日本においては海外のカイロ大学で学んだDCと日本の4年制カイロ大学で学んだ先生、そしてカイロプラクティック標準化コースを受講した先生、ここまでがWHO基準の知識と技術を持って安全な施術ができる方々ですが、それ以外の自称カイロプラクティックの方々が骨折やセクシャルな事件を起こして問題になっています。

　この方々は数カ月～1年未満くらい（ひどいものだと数日）の教育で開業して、結果、未熟な技術で治療を行うため、事件や事故が後を絶ちません。

　国民生活センターの苦情の中でも「カイロプラクティック」の名が多いのは悲しい現実です。

　しかし、勉強しろといっても誰でも4年間大学にいける時間と資金があるわけではなく、それぞれの生活もありますので仕事をしながら勉強しアップグレードしていく他ありません。

　そのためにも私はこの日本鍼灸療術医学会の「全国統一『基礎医学検定』講習」が良いと思いました。

　技術は後で、まずは徹底した解剖生理学です。人間の体と仕組みを熟知することです。その後に正確な原因分析と治癒のための明確なアプローチができてくると思います。

　今、日本の代替医療で問題なのは、こういった医学知識を持たない未熟な人たちが人間の体を触っているということに尽きます。

代替医療、中でもカイロプラクティックのようにすばらしく科学的で結果が出せる治療法があるのに、こうした未熟な人たちが事件や事故を起こすと、そこだけクローズアップされ「ほら、だからダメなんだ。」と言われ、なかなか日の目を見ずに終わってしまいます。
　この解決法は明らかで、代替医療で開業されているすべての先生方が猛烈に勉強し、人間の体と仕組みを熟知して、最高にすばらしい治療を患者さんに提供して結果を出す、そして結果を出し続けるということです。
　そうすることで世論も国も動き出すでしょう。
　病院でなかなか改善せず絶望的に通院されている患者さんが山ほどいるのですから。

　そのためにもこの「全国統一『基礎医学検定』」はひとつの手段になると思います。
　何かの学校に行くとなると数十万円～数百万円の資金が必要になりますし、何かのテクニックや技術のセミナーに行くより、まずは基本中の基本である「基礎医学」を徹底して勉強することが人間を治癒に導く早道です。
　だいたいこういった施術をする先生なら筋肉や骨の名前なら大方言えるでしょう。
　しかし、生理学となるとおそらく手も足も出ないのではないでしょうか？
　下垂体前葉と後葉のホルモンがすべて言えますか？　肝臓の機能を10言えますか？　中枢神経と末梢神経の組織と機能の違いは？　胃液の塩酸によって活性化される酵素は？
　内分泌系、消化器系、循環器系、呼吸器系、脳神経系、泌尿器系など、人間の体は完璧なバランスで機能するようにできていて、このバランスが崩れた時に病気になり、様々な症状に苦しむことになります。
　ですから、まず正常な状態の人体を正確に把握することによって、異常な状態との違いが明確になり、原因診断がよりスムーズに、正確にできるようになると思います。

代替医療はカイロプラクティックや鍼灸をはじめいろいろありますが、それぞれ良い所があるはずです。どれが優れているだのどれが劣っているだのくだらないおしゃべりはやめて、まずは基礎医学を勉強しましょう。そしてそれぞれの良い所を組み合わせて最高の医療を患者さんに提供しましょう。そして最高の結果を出しましょう。
　私たちの未来は結果にかかっています。患者さんを治癒に導いてこそ私たちの存在意義があり、社会的に認められる指標になるわけです。
　そのための勉強なのです。

全国統一「基礎医学検定」講習会に参加して

整体師　橋本　安人

　今年四月の福岡会場と七月の熊本会場開催の基礎医学検定講習に二回ほど参加させて頂く機会を得ました。
　会場には向学心に燃え真剣に受講されている若い方々の姿と、素晴しい資料を基に懇切丁寧にしかも分かりやすくご指導頂きました講師先生の熱意に接し大変感動致しました。

　私は現在七十五歳。平成元年に施療院を開業してちょうど二十五年になります。当時宮崎市内で開講されていた毎月一回の療術師養成講座に三年間、開業に当たってさらに二年間、養成講座の講師でありました師匠の内弟子として修行し、この仕事に携わって満三十年になります。
　平成二年頃、師匠の勧めで日本治療師協会全国組織で会員数約二千名の熊本支部に入会し、毎月の定例研修会に参加しましたが、此処でも私の理想とかけ離れたものがあり約三年で脱会しました。ちょうどその頃、全国各地で無資格者の施療ミスが続発し社会問題となりました。併せて全国鍼灸あんま協会からの反発も激化し、厚労省は全国の無資格の療術やカイロプラティック行為に対して［頸椎

や腰椎に対しての矯正を禁止する] 旨の通達を発し、違反行為者は厳しく摘発するとありました。

　これにより全国に数派あったカイロ業界がいち早く危機感を抱き早急に組織の統一をはかり、カイロプラティック協業組合を結成し厚労省の許可を得て、厚生労働省認可カイロプラティック治療院と大看板を掲げて、如何にもその療法が厚労省から認可された有資格者であるかのような宣伝をしたものでした。

　私たちも危機感を深め何らかの対策を打つ必要があるとして、師匠を中心にこれまでのような按摩やマッサージ、指圧などの真似事ではなく、近代医療に基づいた人体の構造や機能、骨格、筋肉、神経、内臓、血管、内分泌の働き等を理解しその理論に沿った独自の療法「骨格筋肉調整法」の確立を目指すべきであるとの結論に至り、広く熊本県内の療術者に呼びかけ約七十名余の賛同者を得て勉強会を発足しました。毎月定例的に勉強しましたが、詳しく解説された書籍や資料もなく、基礎医学に精通した講師にも恵まれませんでした。骨格と筋肉だけは稚拙な教科書で懸命に勉強しましたが、骨格筋肉の名前を覚えるだけで私たちの能力では精一杯でした。

　やがて勉強会に不満を持つ者や意見の対立等もあり勉強会参加者も減少し約四年間の活動で会も解散の危機に直面し、会長と私の仲まで険悪となり会は遂に分裂してしまい、会長は会員の大半を引き連れて全国療術師協会に流入し、残りの二十数名が私の下に集まり、新日本療術研究会と称して当所の目的を達すべく勉強会を続けました。

　そんな折に、社団法人・東洋療法学校協会編の教科書一式を偶然に購入する機会を得て、骨格、筋肉、神経等これだけは知っておきたいと思われる必要最低限のところを抜書きし、手書きの稚拙なテキストを作り全会員に配布し勉強会を重ねてきました。

　お粗末な勉強会でどれくらい理解されたものか疑問ですし、今更ながら恥かしく申し訳なく思っています。

以来二十年後に、社団法人・日本鍼灸療術医学会を結成され、素晴しい理論と実績を携え、我々無学な療術者に広く門戸を開き基礎医学の知識を全国に普及すべく、崇高な理想を掲げ目的達成のため日夜努力されておられる立花会長先生のご教養を仰ぐ機会を得ましたことを心から感謝申し上げる次第です。
　尊敬する師に恵まれることなく、細々と手探りで独学を続けてきた私の考えが今ここで、間違いではなったと認めて頂いたような気持ちで大変嬉しく思っています。
　今後益々の本会の発展と先生のご健勝とご活躍を祈念いたしますとともに、一人でも多くの療術者に働きかけ基礎医学の知識を広めていきたいと願っています。

日本鍼灸療術医学会に加入して

日本鍼灸療術医学会認定講師　認定手技療術師
パーム＋1℃　中島　直哉

　整体というと骨格矯正のイメージが強いのかもしれませんが、私の整体は、身体、特に筋肉を柔軟で適切に整えることが目的です。
　首都圏で勤務していた時には、たとえ10分程度の施術でも、クライアントがストレスを感じていらっしゃる、疲れた感覚に対して軽減に繋がるためにはどういう効果的なアプローチがあるのだろうか、と試行錯誤の毎日でした。
　また、タイ古来の手技療術を身につけようと思ったきっかけは、伏臥位以外の、仰臥位、側臥位でも下半身へのアプローチの幅を増やしたかったことが大きく、特に下半身における手技療術の重要性を感じていたからです。
　こうした施術修行を経て、2005年秋に、佐賀県にて整体の治療院としてパームを独立開業しました。
　当時は、リラクゼーション志向の大手全国区のチェーン店が、あらゆるアミューズメントエリアに多く進出していました。

佐賀県には私のような整体の治療院は、そう多くはなかったと認識しています。私の治療院は、個人経営で良心的な施術代金に設定できたため、整体の結果を出すことで、自然とクライアントも増えていきました。

　しかし2008年を過ぎる頃には、日本の経済事情の大きな変化がこの業界にも押し寄せました。
　大きく2つのあり方に顧客も引き寄せられてしまったと感じます。
　一つは、医療保険を扱う整骨院（柔道整復師）の増加。もう一つは、大組織によるリラクゼーションショップであり、価格破壊を起こす店並みでした。信頼＝対価ということよりも、デフレーションに伴う市場破壊が大きく私たち個人の治療院の前に立ちはだかりました。予想以上に個人（プライベートサロン）の価値が薄れていくことになります。
　信頼ある手技を積み重ねる経験や努力とは？
　社会的に認められ、施術家の生活が成り立つスタイルを考えていくことになりました。

　そうした中、2011年に日本鍼灸療術医学会の立花代表理事（鍼灸師）とのご縁が繋がりました。立花代表理事の立花療術が、世界の医学論文に採用された偉業を機に、民間の教育団体として日本鍼灸療術医学会は社団法人化（2012.1）され、すぐに正規会員として申し込みました。
　一番の理由は、その年の四月に実施されようとしていた上海への短期留学と学術講義に参加したかったからです。
　壮大な自分の転機でありました。
　中でも、解剖学実習が忘れられません。10年近く使っている専門書をいくら読んでも、またクライアントに施術を積み重ねて得てきた知識でも、生の人体の解剖をこの目で見たことには、敵いません。日本国内では、民間資格の整体師には拓かれていない、経験できない実習です。
　中枢神経を初めてこの掌にとり、この目で確かめてきました。私が行う整体療

術が、こうした神経を介してさまざまな状況を作り出すのだと理解しました。もっと謙虚に解剖学や生理学と向き合い、結果を出していく施術をしようという心のスイッチが改めて、力強く入った記憶があります。

　この民間施術の業界に携わる人材の9割以上は、きちんとした解剖学すらも頭に入っていないのが現状です。そうしたセラピストのあり方の結果、組織力のある経営者が業界をリードしやすくなり、パーソナルサロンで開業し続けることが困難となった者が、低賃金で雇われるスタッフになっています。日本経済の特徴でもあるデフレーションを促進させている業界の代表的な1つではないでしょうか。
　これでは、パーソナルサロンで生涯をかけて責任をもって職業として生きていきたいという勤勉な若者の志は、虚しい夢となるばかりです。
　だからこそ、日本鍼灸療術医学会という第三者機関が公的に示している全国統一の基準、「基礎医学検定」講習会で学ぶことが、私たちへ与えられた最後のチャンスだと考えます。それは民間療法者にとって、確固たる信頼に繋がります。
　クライアントの大切な身体を任せてもらうのが私たちの仕事である限り、この基礎医学知識の上に基づく手技療術にこそ、社会からの信頼が得られる手段だと私は思います。
　きっとこうした活動は、私たち日本鍼灸療術医学会会員のクライアントを通じて、社会的なイノベーションを起こすことでしょう。
　そして、日本鍼灸療術医学会の魁的なこの運動は、いままでになかった手技療術世界の生き様を切り開いて行くことでしょう。
　この医学会の掲げる理想と行動力に、大いに期待しています。
　この動きが、多くのセラピストの心に響き、志高いセラピストが増え、社会に伝播し、たくさんのクライアントさんの幸福に繋がることを希望してやみません。

修行と日本の伝統療術。そして医学

木曽御嶽山行者　修験道教師　今井　陽輔

　私たち行者の領域は、山での修行を中心とした、お祓いや加持祈禱、鑑定、易占など、いわゆる目に見えない世界です。修験道とも呼ばれ、歴史は古く、奈良時代に役小角（えんのおづぬ）が始めたと言われています。薬草を調合したり、療術や人生相談などもあり、元祖セラピストと言ってもいいかもしれません。

　修行は祓い清めに始まり、祓い清めに終わると言われますが、行者は徹底的に自分自身の穢れを祓っていきます。登拝修行や滝修行などもあります。木や石や水、雲や風など、あらゆる自然に感謝をしながら「懺悔懺悔、六根清浄」と腹の底から声を出しながら山を登り、滝に打たれ、マントラを唱えます。行者は声を出し、高地での腹式呼吸や滝の水流で胆力を鍛え、中枢神経をダイレクトに振動させ、自分自身の回復力を強くしていったのではないでしょうか。

　では、六根清浄とはなんでしょうか？
　六根というのは、眼、耳、鼻、舌、身、意を指しています。これらの器官から入ってきた負の情報によって人間の心は穢れていき、身体や心の病気の元となると、古来より考えられてきました。行者は、それらを大声を出すことで取り除き、また高山病も防げる、という方法を見つけたのではないでしょうか。

　では自然とは何でしょう？
　これは道教の言葉ですが、自ずから然るべき存在。つまり自ずから自己運動する全ての存在を指しています。そして中国には、「梵我一如」という言葉もあります。梵とは宇宙を指し、我とは自分のこと。それが同じものであると、宇宙という自然は自分の中にも広がっていると言っているわけです。私見でしかありませんが、行者は厳しい環境に身を置くことで、宇宙の根本から流れる、なんらかのエネルギーに感応し、DNAのスイッチがONとなり、中枢神経の中で眠っていた、

加持と言われる力が表出するのではないでしょうか。

　御嶽山の行者に伝わるものに「お加持」という施術があります。これは平安時代の弘法大師に始まり、御嶽山の行者が磨いた独特の伝統療術です。他の施術と違い、指先から身体の穢れ（ストレス）を抜き、滞り（患部）を九字法で砕き、陰陽（自律神経等）のバランスをとっていくというのが特徴です。人の気を自分の身体で引き受け、祓い清め、心の内側から身体を改善していくものなので、厳しい修行をしなければ体得がむずかしく、後継者の育成が課題です。
　以上の話はエビデンスをとったものではありませんが、私がやってきた修行や伝統療術を、医学的根拠を持って、一般の人に平易な言葉で説明できないだろうか？　そう思ったのが全国統一「基礎医学検定」講習会を受講した動機です。人間の身体を解明することは、宇宙全体を解明することに等しいと思います。この医学会が、分からないことだらけの心と身体の、あらゆる側面から総合的に研究していく機関になってほしいと思っています。

医学会と全国統一「基礎医学検定」の意義

日本鍼灸療術医学会認定講師
エステサロン　BENA（ビーナ）　　　リンパセラピスト　小原　美峰子

　人の身体に触れることを仕事としているセラピストとして、まず身体の仕組みを知ることが1番大切なことだと思っております。
　㈳日本鍼灸療術医学会が、全国統一という基準を作り、「基礎医学」を学ぶ事ができる環境を作り、その活動を我々が推進することで民間セラピストの地位向上が図られます。
　私たち、民間セラピストはリラクゼーションの中で施術を行っていくわけですが、「身体を知る＝基礎医学を学ぶ」ここをクリアしていかなければクライアントが望むきちんとした施術を行うことができません。

現代のストレス社会において、未病であるクライアントからの要望は人それぞれでありリラクゼーション＋身体の改善を要求されてきます。それは日常生活の中で病気にならないための予防として、とても必要なことだと思っています。そのために私たちセラピストは身体の仕組みをきちんと知り施術を行うことが要求されます。

　私は、民間のセラピストのレベルアップとして、きちんとした基礎医学を国家資格レベルで学ぶことが大切であり、基礎医学検定の必要性を痛感しています。そのためビーナでは、数年前からベースとなる知識が必要と考え基礎医学を学び、体を知ることで、より効果的な独自の技術向上を目指してきました。

　お店をオープンして11年となりますが、オープン前から基礎医学を学んでいたならば、自分自身の向上とクライアントの要望に適した施術を提供できていたと思います。その思いから今回、日本鍼灸療術医学会の認定講師となり、九州の初期メンバー（熊本代表）として、もっと沢山のセラピストの方々に基礎医学を学ぶ推進と基礎医学の重要性をお伝えしていきたいと思っております。

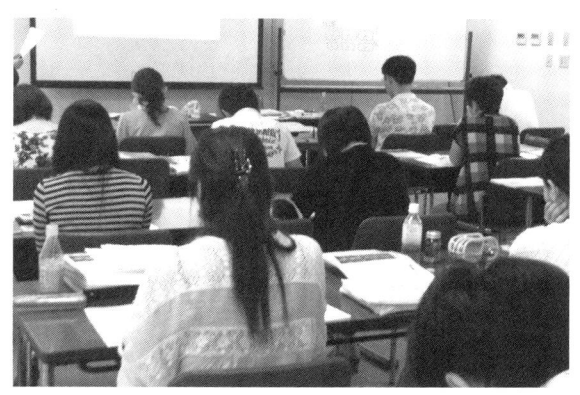

全国統一基礎医学検定Q

全国統一「基礎医学検定」のお知らせ

　全国統一「基礎医学検定」講習では、国家資格に準じた内容の解剖、生理学、栄養学など、医学の基礎が学べます。
　『全国統一基礎医学検定修了資格』は、厚生労働省より認可を受けた一般社団法人日本鍼灸療術医学会が発行するものであり、社会的にその身分を保証するものです。
　日本初となる基礎医学検定修了資格は、今後ますます社会に認知されていく、大変有益な資格です。これは、他の民間団体が内部で行っているものとは異なり、全国統一基準で国家資格に準じた基礎医学を修得したことを証明する唯一の資格です。
　「基礎医学検定」に合格することにより、「基礎医学修了証」が授与されます。
　この資格を保持することは、医療機関と共通言語で関わることができ、あなたのステイタス向上になります。

　民間資格で行われている「基礎医学」は学んだけれど…。術式の講義は受けたのだが…。この硬い筋肉の名前は？？　などなど、実際に人の体に触れている施術者の方々からの要望で、この講習会は始まりました。
　身体の構造、働きを知りながら行う施術、分かりながら受けるセラピー。格段とレベルが上がります。「痛い箇所は悪い所」「過敏なのは身体の反応」は、本当でしょうか?!　『基礎医学』は身体に於ける「真実」のみで構成された純粋に「学問」として存在するものです。
　医療従事者は皆、学んで仕事に従事しています。同じように人の身体に触れる方々にも、ぜひ、学んでほしい内容です。

　全国統一「基礎医学検定」講習は国家資格レベルの高度な内容を一般の方々に

も学んで頂けるように開講しています。また、その内容を自分のものにするために、一度受講された方々もリピート受講を繰り返し、基礎医学の理解を深めています。そして、「基礎医学検定修了資格」はその内容の高度さから、社会的にも信用を得ています。

　どなたでも「基礎医学」という教養を身につけられます。
　民間療法を行うセラピスト（整体、カイロプラクティック、ヨガ、トレーナー、アーユルヴェーダ、タイ古式、アロマテラピー、サプリメントアドバイザー、リンパトリートメント、エステ、心理療法、製薬会社の営業等）には国家試験のような学術における審査基準がありません。
　ヒトの解剖生理を理解しないまま施術を行うことには、大きな危険が伴い、事故等もたくさん報告されています。人体は非常にデリケートだという認識が不足していることと、知識が不足していることに対する謙虚な姿勢も足りていないと思わざるを得ないのが現実です。
　このような状況を打ち破るためにも、修得しておく必要があります。
　他、民間資格を発行している団体などで行われている講習会とは異なり、当医学会の「基礎医学検定」は、全編に渡り、基礎医学の教科書を執筆している現役大学教授の監修を受け、その手技に於いて国際医学論文を発表した世界で唯一の施術家による実技に則した解剖学など、類を見ない講習内容となっています。
　また、当医学会は基礎医学知識の必要性は、各種療法を提供する側は勿論、サプリメントや器具販売の営業等健康産業に携わる者にも必須事項と考え、各種業者の方々も受講しています。そして、クライアントとして各種療法を受ける方々も、サプリメント等を飲む方々も、自分の身体のことを知り、自分の身体の状況を判断し、自分の身は自分で管理するよう、その知識は必要なことと考えます。体の営みを学ぶ基礎医学知識は、様々な疑問に対する答えをもたらしてくれます。
　特にセラピストは第三者機関により、社会に基礎医学の知識があることを示す必要があり、各民間療法を指導するスクール、団体企業の皆様は、是非、当医学会の全国統一「基礎医学検定」の導入が必須と思われます。

「基礎医学検定講習」を行う際は、講師の派遣も致しておりますので、ご相談ください。
　くり返しますが、一般の方も「全国統一　基礎医学検定講習」を受講できます。分かりやすく、とても楽しい雰囲気で講習会を行っています。
　「基礎医学検定」に合格することにより、当医学会は「基礎医学修了証」を発行しています。
　講師には、医師、歯科医師、鍼灸師、助産師、看護師、薬剤師、他、著名セラピストなど、多彩な講師陣が対応しています。

㈳日本鍼灸療術医学会に加入しよう！
代替医療のより良い未来を共に作り上げて行きましょう！
是非、当医学会にご協力下さい。

入会希望者
入会金20000円　年会費15000円
入会申込書はホームページよりダウンロードし、郵送にて御送りください。
ホームページ　　　nihon-tramed.jp
入会申込書と振込の確認後、当医学会の規定により会員証を発行致します。

ご寄付
民間療法の発展のため、是非ご協力ください。
一口　20000円〜
お振込いただいた方は、当医学会までご連絡をお願い致します。
記念のエンブレムをお渡し致します。

振込先
三井住友銀行　普通　口座番号　1501788
一般社団法人日本鍼灸療術医学会

NIHON TRADITIONAL MEDICAL ACADEMY
（日本鍼灸療術医学院）で学ぼう！

　㈳日本鍼灸療術医学会（NIHON TRADITIONAL MEDICAL SOCIETY）が認定している手技療法を基本からマスターできます。
　この手技療法は、2010年に手技療法初のエビデンスを示し、代替医療の世界的権威であるE-CAMに「Tachibana-Style Method（立花療術）として認められました。国際医学論文に「SEITAI＝整体、RYOJUTSU＝療術」という言葉を、世界で初めて医学用語として掲載したこの論文は、アメリカ合衆国国立医学図書館に保管されています。

　世界最高峰の整体療術をマスターしませんか!!

※当医学院は国家資格に準じた『全国統一「基礎医学検定」』システムを導入。また、『全国統一「臨床医学検定」』に対応したカリキュラムで、基礎から臨床までを網羅した内容で、他に類を見ない理論的整体の手技、国内最高レベルの手技療術師を育てます。

※上海中医薬大学への短期留学制度もあります。

　詳細は、日本鍼灸療術医学会まで、お問い合わせください。

あとがき

　あまり深く考えずに「整体師」となった私だが、年を重ね、多くの患者さんに触れることにより、「身体」についての畏怖の念と敬意と追究心が山のように積もっていった。

　もちろん想像を絶するような試練もあった。しかし、目を反らしてはならないという心の声が、いつも私には聞こえていた。いかなる困難でも、乗り越えていくという強い情熱が日々沸き上がり、一つ一つの施術に向かい合ってきた。

　私はそういう不器用な人間だ。それ故か、「全国統一基礎医学検定」は難しすぎるとか、ここまで必要なのかなどの非難にも似た批判は受けることもある。しかし、一生懸命に進んできたこの道を、何人にも穢されたくはないと思う同業者は、大勢いる。

　人様の身体を扱う以上は、「きちんと学ぶ」、このこと以外にはない。これは、医療従事者も同じである。医療従事者は、もっともっと厳しい学びを行っている。私は、医療従事者ではない健康産業に関わる人々に言いたい。「人の体でお金儲けはやめよう」と。

　人は懸命に道を進んで行く。そして、道はあらゆる可能性を運ぶ。

　この出版によって、民間療法や代替医療が人体に及ぼす影響について、セラピストだけではなく、一般の方々も興味を持って頂き、エビデンスを求める声がどんどん大きくなり、世の中にごまかしではない、根拠のある代替医療がしっかり存在するようになることを強く望んでいます。

　地球環境も、人体の環境も、未来に向かって、良い方向に進むよう、まずは、自分の健康に関心を持って下さい。

　本書を書くにあたって、当医学会の活動に興味を持って下さったアールズ出版

の金澤さん、証言を書いて下さった皆様、会員の声を忙しい中書いて下さった方々、執筆中に様々な助言と協力を頂いた丹羽先生、その他ご協力下さった方々に心より感謝致します。

最後に、立花療術を確立するまでに手技療法、鍼灸療法を師事して下さった諸先生、先輩方々に敬意と感謝の意を表します。

日本鍼灸療術医学会が推進する全国統一「基礎医学検定」を導入する各種スクール、団体、協会の参加を期待しています。

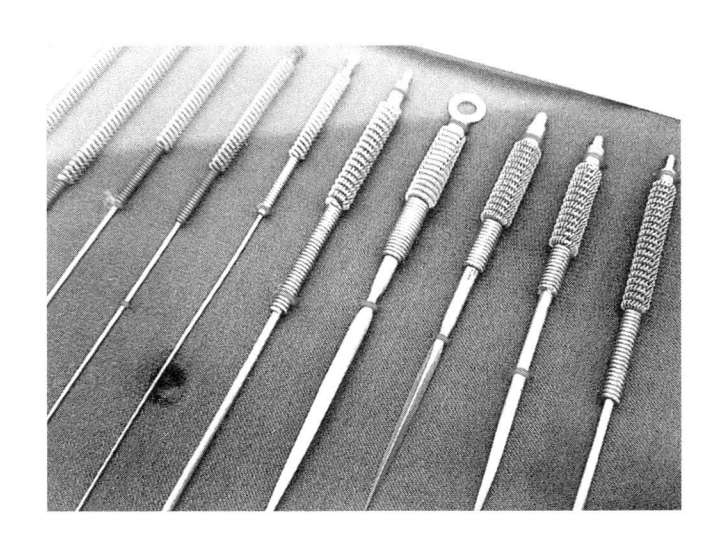

日本鍼灸療術医学会の軌跡

　2012年2月27日、ニューヨークの医学ジャーナルEvidence-Based Complementary and Alternative Medicineに史上初の民間療法を含んだRCTテスト「Randomized Comparison of the Therapeutic Effect of Acupuncture, Massage, and Tachibana-Style-Method on Stiff Shoulders by Measuring Muscle Firmness, VAS, Pulse, and Blood Pressure」が発表された。ランダム化比較試験の1群として取り上げられた「立花療術」に医学的根拠（エビデンス）が示唆さる。このことにより「SEITAI＝整体」および「RYOJUTSU＝療術」が国際的な医学論文に初めて記載された。

2012年3月14日、　厚生労働省の臨床研究倫理審査委員会に「代替医療に関するヒト実験倫理審査委員会（IRB番号12000042）として登録される。
2012年4月10日、　中国上海中医薬大学に5日間の学術交流、及び中国上海静安区中心医院鍼灸科にて3日間の臨床研究を行う。
2012年4月20日、　全国統一「基礎医学検定」講習会を毎週金曜日、東京田園調布にてスタート。
2012年7月16日、　全国統一「基礎医学検定」講習会を九州福岡にて開催。
2012年8月4日、　全国統一「基礎医学検定」講習会を大阪にて開催。
2012年9月8日、　全国統一「基礎医学検定」短期集中講習会を東京にて開催。
2012年10月16日、全国統一「基礎医学検定」講習会を博多にて開催。
2013年1月18日、　全国統一「基礎医学検定」講習会を広島にて開催。
2013年3月3日、　厚生労働省臨床研究倫理審査委員会に報告書を提出。
2013年3月12日、　全国統一「基礎医学検定」講習会を博多にて開催。
2013年3月17日、　全国統一「基礎医学検定」第3日曜日集中講習会を東京にてスタート。

2013年3月21日、　全国統一「基礎医学検定」講習会を大阪にて開催。
2013年6月19日、　全国統一「基礎医学検定」講習会を名古屋にて開催。
2013年7月9日、　全国統一「基礎医学検定」講習会を熊本市民会館にて開催。
2013年7月22日、　YNSA研究特別対策本部を設置。
2013年10月12日、「冷え性、肩こり、腰痛に対するセミナー」開催。
2013年10月20日、全国統一「基礎医学検定」第3日曜日講習会を当医学会新宿事務局にて開催。
2014年3月8日、　前島徹教授（当医学会学術顧問）による「筋骨格の触診技術セミナー」を開催。
2014年3月10日、　厚生労働省臨床研究倫理審査委員会に報告書を提出。
2014年3月23日、　日本初の公式なYNSAの臨床研究を開始。
2014年3月15日、　全国統一「基礎医学検定」講習会を博多にて開催。
2014年4月20日、　水素エネルギー療法（Hydrogen energy Medical treatment）を田園調布鍼灸療術院にて開始。
2014年5月17日、　全国統一「基礎医学検定」講習会（全5回）を博多にて開催。
2014年6月22日、　全国統一「基礎医学検定」講習会を大阪にて開催。
2014年7月7日　　月刊セラピストのFrontline!に全国統一基礎医学検定の活動が掲載される。
2014年8月9日、　全国統一「基礎医学検定」試験、全国一斉スタート。

東京、日本鍼灸療術医学会新宿事務局
大阪、市民交流センターなにわ
九州、九州看護福祉大学（熊本）にて開催。

　日本鍼灸療術医学会は「厚生労働省」の管轄する社団法人であり、民間セラピストの地位向上を達成することを目指しています。
　2014年5月30日、厚生労働省医政局医事課の医事専門官と事務官と話し合う

機会を得ました。

　議題としては、昨今の無資格セラピストの地位向上と、選別化、違法行為の線引きなど、多岐に渡り、あっという間の一時間でした。

　そこで一番問題となったのは、何らかの身体に対する「効果」を謳う事は、国家資格の職業以外では、すべて「医師法」に抵触するということであり、厚労省の方でも、その部分の問題を一番懸念していました。

　しかし、民間療法でも、身体に対する「効果」がある事をお話し、それを証明している国際医学論文（当医学会が出している）を専門官らに資料として提出したところ、民間療法の効果を理解されました。こうして、新たな認識を持って頂いたことは、大きな成果を得られたと思います。

　そして、当医学会の推奨する、国家資格者レベルの「基礎医学検定」「基礎医学講習会」の存在は、玉石混合のリラクゼーション業界の浄化に繋がり、クライアントの利益に発展する事が期待できるという言葉も頂き、当医学会の存在を強く印象づけて参りました。

　また、同席した当医学会理事から、医師、歯科医師の間にも民間療法との連携は広まっている事、そのため安全安心な連携が行なえるよう、何らかの基準を設けるべきなのではという提案も出され、一層「基礎医学検定」の果たす役割が大きくなって行くのを感じました。

　今後も、基礎医学検定合格者、受講者が増え、「療術業（セラピスト）」の地位向上に、安心安全マークとして、当医学会エンブレムが、国や世間に認められるよう、大いに活動していきます！

　ご協力して頂いた関係各位の皆様に、深く感謝の意を表します。

一般社団法人日本鍼灸療術医学会
(NIHON TRADITIONAL MEDICAL SOCIETY)
日本鍼灸療術医学院本校
(NIHON TRADITIONAL MEDICAL ACADEMY)
本部
　〒145-0071　東京都大田区田園調布2-45-8
　TEL.03-3721-1102

新宿事務局
日本鍼灸療術医学院　新宿校
　〒169-0074　東京都新宿区北新宿1-4-8　2F
　TEL.03-5989-1233
　http://nihon-tramed.jp

田園調布鍼灸療術院
　〒145-0071　東京都大田区田園調布2-45-8
　TEL.03-3721-0202

満尾クリニック
　〒150-0012　東京都渋谷区広尾1-1-7　プライムスクエアシティ　802
　TEL.03-5774-0125
　www.drmitsuo.com

医療法人橋本会　橋本歯科医院
　〒169-0074　東京都新宿区北新宿1-4-8
　TEL.03-3368-1809
　http://www.hashimoto-dc.org

SOD株式会社
〒107-0061　東京都港区北青山1-4-1
TEL.03-5785-4870
http://www.sod-shop.com/

Medical Aesthetic　エレガントリゾート
〒104-0061　東京都中央区銀座8-7-11 4F
TEL.03-6280-0017
http://www.medicalaesthetic.jp

㈱チャンプ
〒166-0003　東京都杉並区高円寺南4丁目19番3号
TEL.03-3315-3190
http://www.nj-champ.com/company/index.html

パーム＋1℃
〒840-1106　佐賀県三養基郡みやき町市武796-6
TEL.090-6009-8642
http://www.palm-ah.com/

カイロプラクティックみのり
〒840-0016　佐賀県佐賀市南佐賀1丁目9番14号
TEL.0952-23-8588
http://minori-chiro.area9.jp/

エステサロン　BENA（ビーナ）
　〒862-0955　熊本県熊本市中央区神水本町12-15
　TEL.080-3258-8885
　http://www.be-na.com

有限会社　ナチュラルアース
　〒862-0971　熊本県熊本市中央区大江6-24-19　天神ハイム1F
　TEL.096-288-0300
　http://natural-earth.net/

夢～夢
　〒860-0068　熊本県熊本市西区上代6-2-51
　TEL.096-329-1785
　https://www.facebook.com/seitai.mumu

参考文献

エンツァート・エルンスト　サイモン・シン　　代替医療のトリック，新潮社，2008

監修　児玉譲治：改訂　最新療術学原論，6-8，北海道治療師会，北海道，1987

藤井亮輔：カイロ・療術問題の歴史　盲人業権運動100年のあゆみ，1-3，毎日新聞社，大阪，1997

西条一止：臨床鍼灸学を拓く　科学化への道標，13-21，医師薬出版株式会社，東京，2007

F,Jマクギーガン，訳　三谷恵一，森昭胤：リラックスの科学，32-38，講談社BLUEBACKS，東京，1997

James L. Oschman，監修　帯津良一：エネルギー療法と潜在能力，81-105，エンタプライズ株式会社，東京，2005

立花 和宏
鍼灸師

　医学論文「整体療術、鍼治療、マッサージ治療」の治療効果比較試験（3群によるRCT）「Randomized Comparison of the Therapeutic Effect of Acupuncture, Massage, and Tachibana-Style-Method on Stiff Shoulders by Measuring Muscle Firmness, VAS, Pulse, and Blood Pressure」が、代替医療の世界的権威であるジャーナルE-CAMに掲載される。整体療術に関する研究が国際的な学術雑誌に取り上げられるのは世界初の快挙である。

　手技療法のE.B.M.を、世界で初めて数値で表す事に成功した技術の持ち主。

　代替医療、民間療法、リラクゼーションに携わるセラピストの社会的地位向上のため、エビデンスに基づいた代替医療の普及と、全国統一「基礎医学検定」制度の確立に尽力する。㈳日本鍼灸療術医学会設立者。田園調布鍼灸療術院院長。日本鍼灸療術医学院本校学院長。日本鍼灸療術医学院本校（NIHON TRADITIONAL MEDICAL ACADEMY）学院長として、科学的根拠に基づいた整体療術を教えている。

　また、TACHIBANA ART-STYLEとして、絶滅危惧されている日本特有の伝統工芸である「甲冑」の存続を訴え、自身でも甲冑の製作を行い、オリジナルでは甲冑財布®なども作製している。

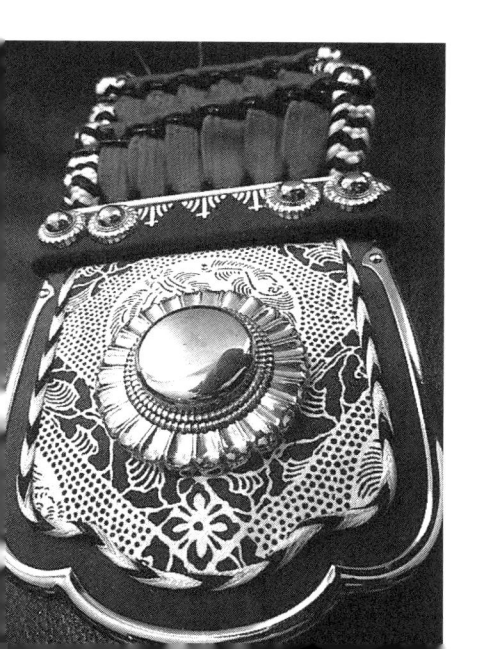

田園調布鍼灸療術院
その効果を世界で初めて数値として承認された唯一の手技療法、Tachibana-Style-Method（立花療術）発祥の地。
世界初の「整体療術、鍼治療、マッサージ治療」の医学論文を書くきっかけとなった舞台。

> 本格的な手技療術を学びたい方、
> 手技を基本からしっかりと学んでみませんか？

日本鍼灸療術医学院本校（NIHON TRADITIONAL MEDICAL ACADEMY）

本部
　〒145-0071　東京都大田区田園調布2-45-8
　TEL.03-3721-1102
　（田園調布鍼灸療術院　TEL.03-3721-0202）

新宿校
　〒169-0074　東京都新宿区北新宿1-4-8　2F
　TEL.03-5989-1233

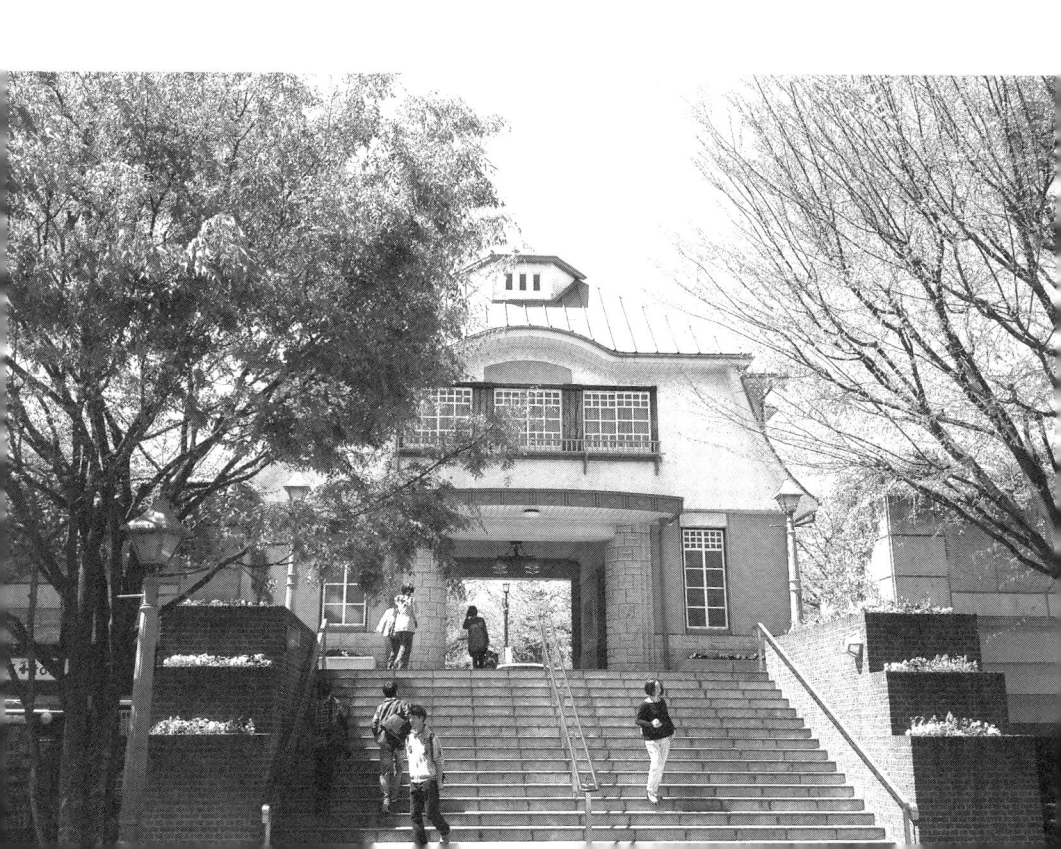

伝説の療術師からセラピストたちへ

2014年8月18日　初版第1刷発行

著　　者　　立花和宏

装　　幀　　中山銀士＋金子暁仁

発 行 者　　森　弘毅

発 行 所　　株式会社 アールズ出版
　　　　　　東京都文京区本郷1-33-6　ヘミニスⅡビル　〒113-0033
　　　　　　TEL 03-5805-1781　　FAX 03-5805-1780
　　　　　　http://www.rs-shuppan.co.jp

印刷・製本　中央精版印刷株式会社

©Kazuhiro Tachibana, 2014, Printed in Japan
ISBN978-4-86204-267-5 C0011

乱丁・落丁本は、ご面倒ですが小社営業部宛お送り下さい。送料小社負担にてお取替えいたします。